U品生活
U product life

安心家庭
130个
防病食疗方

精准补养·健体强身·远离疾病

修订版

中老年防病

# 饮食指南

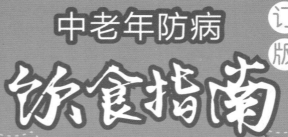

四季顺时食疗，全年预防疾病

膳食营养，满足中老年健康需求

精准定位，预防中老年人易患疾病

臧俊岐◎主编

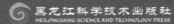

黑龙江科学技术出版社
HEILONGJIANG SCIENCE AND TECHNOLOGY PRESS

**图书在版编目（CIP）数据**

中老年防病饮食指南 / 臧俊岐主编. -- 2版. -- 哈
尔滨：黑龙江科学技术出版社, 2020.5
ISBN 978-7-5719-0277-3

Ⅰ.①中… Ⅱ.①臧… Ⅲ.①中年人－食物疗法－指
南②老年人－食物疗法－指南 Ⅳ.①R247.1-62

中国版本图书馆CIP数据核字(2019)第186555号

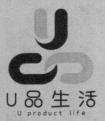

中老年防病饮食指南

ZHONGLAONIAN FANGBING YINSHI ZHINAN

主　　编 臧俊岐
责任编辑 刘　杨
封面设计 何智杰
出　　版 黑龙江科学技术出版社
地　　址 哈尔滨市南岗区公安街70-2号
邮　　编 150007
电　　话 （0451）53642106
传　　真 （0451）53642143
网　　址 www.lkcbs.cn
发　　行 全国新华书店
印　　刷 雅迪云印（天津）科技有限公司
开　　本 710 mm×1000 mm　1/16
印　　张 13
字　　数 200千字
版　　次 2020年5月第2版
印　　次 2020年5月第2次印刷
书　　号 ISBN 978-7-5719-0277-3
定　　价 39.80元

# 目 录
## CONTENTS

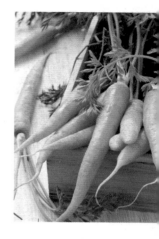

**Part 1 中老年人膳食营养与健康**

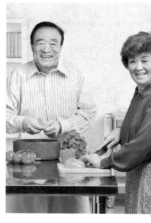

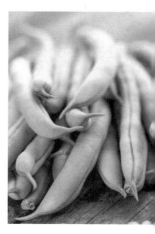

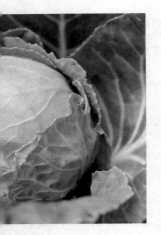

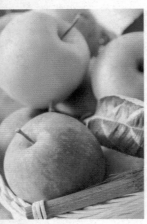

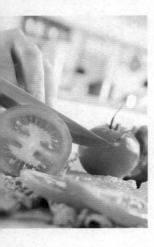

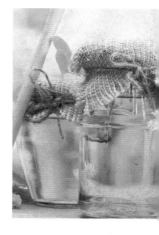

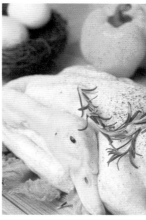

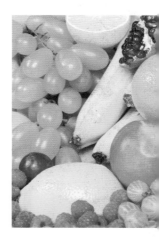

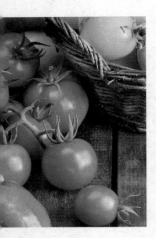

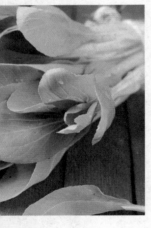

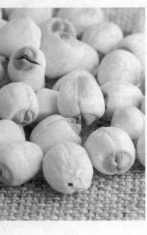

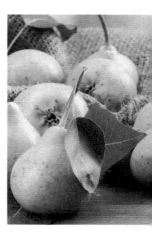

# Part 2 中老年人春季养生与防病饮食

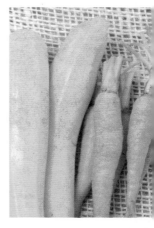

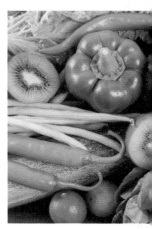

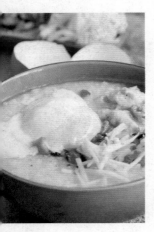

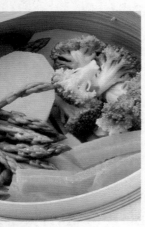

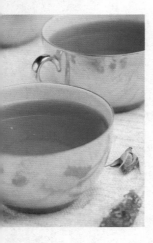

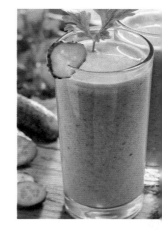

## Part 3 中老年人夏季养生与防病饮食

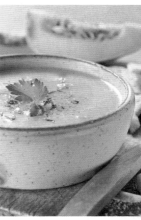

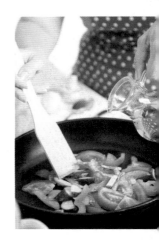

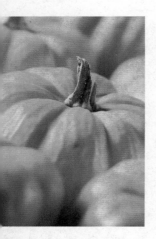

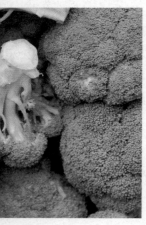

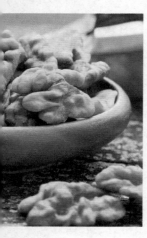

# Part 4 中老年人秋季养生与防病饮食

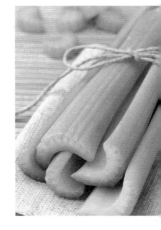

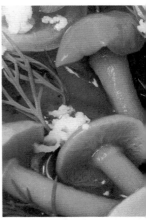

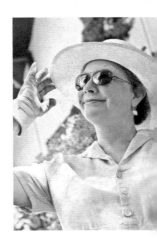

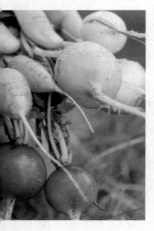

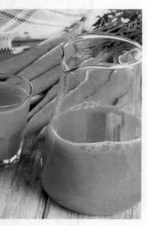

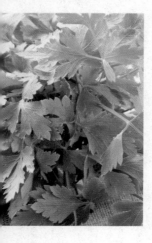

# Part5 中老年人冬季养生与防病饮食

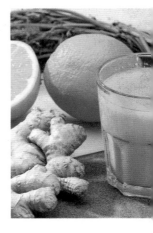

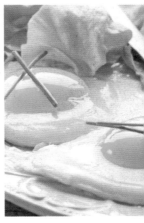

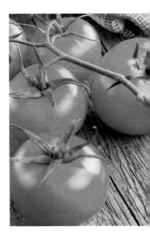

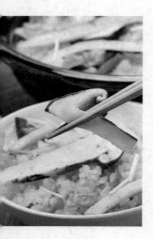

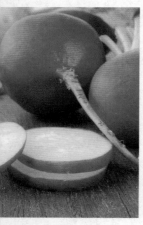

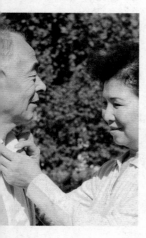

Part

# 1

# 中老年人膳食
# 营养与健康

## 中老年人饮食营养
# 与疾病衰老的关系

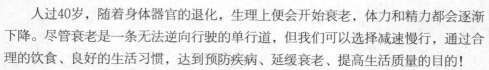

　　人过40岁，随着身体器官的退化，生理上便会开始衰老，体力和精力都会逐渐下降。尽管衰老是一条无法逆向行驶的单行道，但我们可以选择减速慢行，通过合理的饮食、良好的生活习惯，达到预防疾病、延缓衰老、提高生活质量的目的！

　　一般认为，人在60岁以后为老年期。衰老是一种自然现象，是一个漫长而又不可逆的生物退化过程。衰老并非由单一因素引起，而是多种因素综合作用的结果。遗传因子、个人的饮食与生活方式、社会环境、精神因素、自然因素、疾病等都会影响到这一进程，从而影响到人的健康与寿命。这其中，饮食起着最为直接的作用。虽然我们每天都在进食，但真正能做到合理膳食的人却少之又少。为何人们越来越关注健康，健康却离我们越来越远呢？答案还是在我们的日常饮食中。所谓"病从口入"，同样，健康也是吃出来的，只有把好"入口关"才能真正得到健康。然而，由饮食营养问题带来的疾病与健康问题，并非都源自营养缺乏，而主要是因为人们所具备的营养知识不足。这样的情况在中老年人中表现得更为明显。这与中老年人的饮食习惯和营养观念，以及因年龄增长引起的器官功能衰退、疾病困扰及生理心理适应能力的改变等因素有关。改变这一现状，提升中老年人的生活品质，是我们亟须解决的问题。

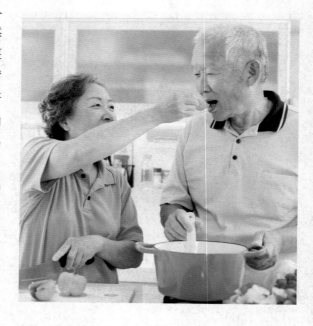

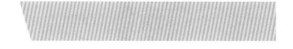

# 中老年人的
# 生理变化特点

　　人进入中老年时期，生理结构发生了怎样的变化？它与青春期有哪些不同？本节将重点介绍中老年人的生理特点，以便大家对中老年人有个初步的了解。

## 消化系统

　　※味觉降低　在人体的舌头表面，分布着许多味蕾，是味觉感受器。随着年龄的增长，特别是进入中年以后，味蕾会逐渐萎缩，导致味觉功能退化，进而出现对各种味道不敏感的问题，这会影响中老年人的食欲。

　　※消化、吸收功能下降　中老年人的脾胃功能开始下降，容易消化不良、吸收功能下降，导致各种营养物质的吸收率降低。此外，中老年人的肠道蠕动也会变慢，所以容易出现排便困难，同时增加了有害物质在人体的停留时间。

　　※肝脏功能衰退　人到中老年期，肝脏的重量会明显下降，肝细胞减少，纤维组织增生，肝脏解毒功能下降，肝合成蛋白质的功能也开始减退。同时，胆囊和胆总管的弹性降低，导致胆汁瘀积，胆汁浓度较高，胆固醇含量也高，进而容易形成结石和导致炎症的发生。

## 感官系统

　　人进入中年以后，听力逐渐减退，易出现耳鸣、耳聋。但这种现象也是因人而异的，有些中老年人听力仍然非常正常。产生这种差异的原因可能与动脉硬化所致的供血不足有关，患有高血压、糖尿病等各种慢性病的中老年人，听力会明显下降。另外，有些中老年人的眼球晶状体弹性降低，眼周肌肉的调节能力减弱，视力减退，容易出现老花眼、白内障、青光眼等疾病。

## 内分泌系统

　　随着年龄的增长，中老年人的垂体逐渐萎缩，垂体前叶分泌功能衰退，使得生长激素分泌减少，进而使中老年人的肌肉和骨骼中的矿物质含量减少，但脂肪不断增多，最终导致体力下降，容易疲劳。中老年人的胰腺重量下降明显，胰腺脂质浸

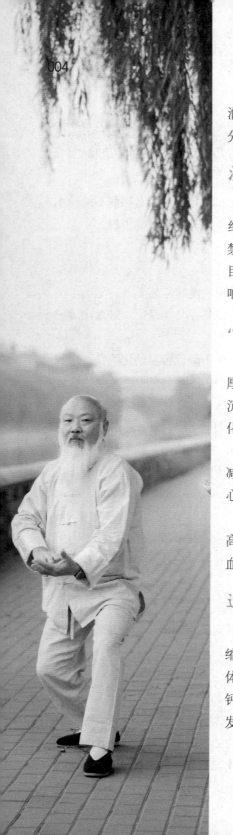

润和胰岛B细胞减少，消化酶分泌降低。由于胰岛素分泌减少，葡萄糖耐受能力也随之减退。

## 泌尿系统

进入中年之后，人体膀胱的肌肉萎缩，膀胱括约肌也会萎缩，从而导致排尿困难、尿频和尿失禁。另外，中老年人的肾脏会逐渐萎缩，肾小球数目减少，肾小管变厚，肾小球滤过率降低，从而影响肾脏的代谢功能。

## 心血管系统

※血管老化　人到中老年时期，动脉壁内膜增厚，平滑肌细胞透明样变性，弹性纤维减少，钙盐沉积，血管变硬变脆。由于动脉弹性降低，血管硬化，中老年人容易患高血压。

※心脏功能降低　因为中老年人心肌细胞功能减退，心率减慢，心输出量减少，所以中老年人的心脏生理功能整体降低。

※血液凝固性增高　中老年人血液凝固性逐步增高，纤维蛋白溶解活力降低，呈高凝状态，所以容易患血栓类疾病。

## 运动系统

随着年龄的增长，中老年人的肌肉会慢慢萎缩，椎间盘萎缩，脊椎骨变得扁平，下肢弯曲，身体缩短。此外，骨质代谢能力开始变弱，骨骼中的钙大量流失，容易导致骨质疏松，骨骼变脆，容易发生骨折。

中老年人的健康离不开

# 六大营养素

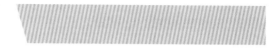

步入中年后，人体的新陈代谢会逐渐减弱。有数据表明，60岁时人的基础代谢比20岁时减少16%，70岁时减少25%。所以，中老年人对营养物质有一些特殊的要求，这些特殊要求需要他们对自己的饮食结构进行调整。

## 中老年人的生命之源、健康之本：水

水是生命之源，人体2/3以上都是水分。水可使中老年人的胃肠道保持清洁，改善内脏各器官的血液循环，还有助于肝、肾的代谢，促进体内废物的排出，提高机体防病抗病能力，减少某些疾病的发生，延缓中老年人衰老的进程。

很多中老年人都会忽略主动喝水的问题，这与中老年人随着年龄的增长，对口渴的感觉越发迟钝有一定的关系。然而，因此而导致的健康问题层出不穷，肝肾功能逐渐减弱，便秘等肠道问题恶化，尿路感染、肺炎、咽喉炎、感冒等反复发作、难以痊愈……所以，中老年人必须重视饮水的问题。

科学的喝水方法，就是饮用干净的水，白开水是较好的选择。一般来说，成年人不管年龄大小，每天都需要饮用2000毫升左右的水，并注意少量多次。膳食安排上应适当增加一些汤、羹类食物。饮水以30℃左右的温开水为宜，这样既不会过于刺激肠胃的蠕动，也不易造成血管收缩。

## 中老年人维持生命的元素：维生素

维生素是维护人体健康、促进生长发育和调节生理功能所必需的一类有机化合物。维生素虽然不参与构成组织，也不供给热量，但能帮助机体吸收大量能源，是构成基本物质的原料，可起到类似酶和激素的作用。

中老年人对各种维生素的需求量有所减少，但是由于吸收不良或排泄增加等原因，中老年人往往会发生维生素缺乏的现象，这时就需要及时进行补充。中老年人较容易缺乏的维生素有维生素A、B族维生素、维生素C、维生素E。这些维生素主要存在于各种绿色或黄色蔬菜、新鲜水果、粗杂粮及植物油中。

中老年人多有维生素D缺乏的现象，易使钙质的吸收减少，所以50岁以上的人往往有骨质疏松症，尤其女性较多见。这种情况下，除了要补充钙质外，还应多晒太阳，以增加体内的维生素D。

除了饮食外，中老年人需额外补充某些维生素时，选择复合维生素补充剂是较为安全的强化营养方法。有些中老年人需要长期服药，可以在医生的指导下选用维生素补充剂。总体而言，中老年人摄取维生素的原则是饮食平衡补充，药物适当辅助，用量切勿过度。

## 中老年人健康不可缺的物质：矿物质

矿物质在人体内含量很少，但不可缺少，它参与人体组织构成和功能完成，是人体生命活动的物质基础。中老年人饮食中需要保证钙、铁、锌、铬、碘等矿物质的含量。

人到中年后，胃酸分泌少，常会影响到铁和钙的吸收，造成贫血、骨质疏松等现象，平时可多吃豆类及豆制品、奶类及奶制品等。

铬有降低血胆固醇、升高高密度脂蛋白、防止动脉粥样硬化的作用。中老年人补铬，饮食中可适当增加粗粮、蘑菇、牛肉、鸡蛋、花生、牛奶等食物的摄入量。

缺锌可导致中老年人味觉失灵、食欲降低，增加慢性肾炎、关节炎、心肌梗死等疾病的发病率，膳食中要注意多摄入粗杂粮、瘦肉类、鱼类、豆类等含锌丰富的食物。

硒与心肌代谢有关，缺硒会引起心肌损害，并增加某些肿瘤的发病概率。中老年人对硒的补给不容忽视，饮食中可多吃瘦肉类、豆类食品。

## 中老年人的健康守护神：蛋白质

蛋白质是生命的物质基础，是机体细胞的重要组成部分。人体的每个组织和细胞，比如皮肤、毛发、肌肉、骨骼、内脏、大脑、神经、血液等都由蛋白质组成；人体的生长、发育、运动、遗传、繁殖等一切生命活动都离不开蛋白质。随着年龄的增长，人体内蛋白质的分解代谢会逐步增加，合成代谢会逐步减少，所以中老年人要适当多吃一些富含蛋白质的食物，以维持机体正常代谢，增强机体抗病能力。

在70岁之前，中老年人每天的蛋白质摄取量一般为每千克体重1克蛋白质；70岁以后则需要适量减少。因为蛋白质代谢后会产生一些有害物质，中老年人的肝、肾功能已经减弱，代谢这些有害物质的能力较差，如果摄取过量的蛋白质，其代谢后的有害产物不能及时排出，反而会影响身体健康。

日常饮食中可适当增加肉类、禽类、蛋类、鱼类、奶类及奶制品、豆类及豆制品和坚果类的摄入。它们所含有的氨基酸比例与人体蛋白质组成相似，容易被机体消化吸收，是人体良好的蛋白质食物来源。

# 中老年人的能量库：糖类

糖类，被称为生命的燃料。人体所需的60%以上的能量由糖类供给。糖类是人体维持正常生理活动、生长发育和体力活动时的主要能量来源，是神经系统及肌肉活动的燃料，也是构成细胞和组织的重要成分，具有参与某些营养素的代谢、维持脑细胞正常功能、节约体内蛋白质消耗、保肝解毒等功能。

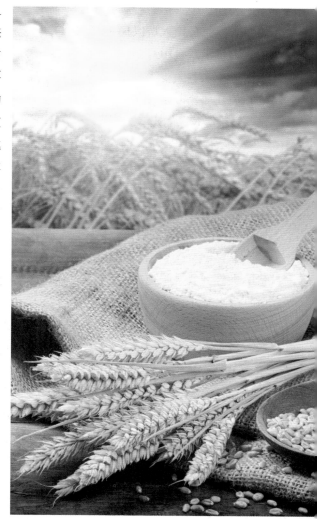

糖类主要来源于我们平时吃的主食（如大米、小米、小麦等）以及蔬菜和水果（如胡萝卜、土豆、香蕉等）。中老年人的饮食中每天都要摄取足量的糖类。

但是，由于中老年人体内胰岛素对血糖的调节功能逐渐降低，摄取过多的糖类容易引起血糖升高、血脂增加。因此，专家建议中老年人每日可通过食用150～250克主食获取糖类，并根据具体情况做适当增减。比如身体健康、体力活动较多的人群可适当增加摄取量，而糖尿病患者则要适当减少。

膳食纤维大多为多糖，其虽然是一类不易被人体消化的物质，但却是健康饮食中不可缺少的成分，在保持消化系统的健康中扮演着重要的角色，是中老年人体内的"清道夫"。

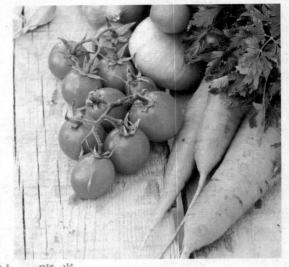

危害中老年人健康的心脑血管疾病、恶性肿瘤、老年性便秘、糖尿病等，很多都与饮食中缺乏膳食纤维有关。因此，中老年人的饮食中不可忽视膳食纤维的摄入。每日摄入量以16~24克为宜。日常饮食中可增加糙米、玉米、小米、大麦等粗杂粮，胡萝卜、红薯、菠菜、上海青、香菇、海带等蔬菜的摄入。

## 中老年人的能量加油站：脂类

脂类是脂肪和类脂的总称。脂类是构成人体组织的重要营养物质，在大脑活动中起着不可替代的作用。脂类具有为人体储存并供给能量，调节体温，保护内脏，协助脂溶性维生素的吸收，构成生物膜以及参与生物信号传递等生理功能。

中老年人身体内部的消化、新陈代谢都要有能量的供给才能得以完成。这个能量的供应者就是脂类。富含脂类的食物有各种动植物油脂、肉类、蛋类、动物内脏、水产海鲜、坚果类等。

需要特别指出的是，饮食中过量摄入饱和脂肪酸、胆固醇，则容易造成心、脑、肾血管的硬化，进而导致高血压、高脂血症、冠心病、脑卒中等多种疾病的发生。因此，中老年人在饮食中要注意多选择含不饱和脂肪酸较多的植物油脂、深海鱼，减少动物内脏、动物皮、动物油、蛋黄等食物的摄取。由于脂肪可以被人体储存，所以中老年人不需要刻意增加摄入量，每日补充20克左右即可。

# 中老年人如何通过
# 日常饮食预防疾病

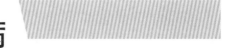

安身之本必资于食。科学合理的饮食是中老年人强身健体、防治各种慢性疾病、延缓衰老的一大法宝。合理饮食不仅仅是要注重营养与养生，更重要的是膳食结构的平衡，营养素摄入的平衡，以及饮食方法的合理性。

## 中老年人膳食金字塔

中国居民膳食金字塔是国家发布的，用来指导我国居民饮食的营养指南，是符合国民营养需求的平衡膳食模式。

膳食金字塔建议的每人每日各类食物的适宜摄取量范围适用于一般健康成年人，具体应用时还需要根据自身的能量需求进行合理选择。中老年人的生活环境和生理特征有一定的特殊性，其膳食金字塔也有一些新标准。

中老年人膳食金字塔要在均衡摄入多种食物的基础上，增加水、蔬菜的食用量，削弱动物类食品、油脂和盐的分量。具体而言：①饮食多样化；②主食中包括一定量的粗杂粮，如玉米、小米、荞麦、燕麦等；③多吃蔬菜、水果；④多饮水，每天饮用牛奶或奶制品；⑤多吃豆类及豆制品；⑥适量食用禽肉类和鱼类；⑦饮食宜清淡，少油、少盐。

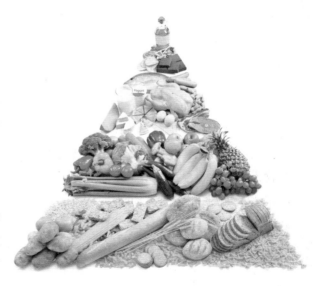

# 中老年人饮食营养三字经：碎、素、水

我们已经知道合理饮食对中老年人健康的重要性，那么，如何才能保证中老年人的营养摄入充足与适当呢？简单而言，可从碎、素、水三个字做起。

## 食物宜碎

随着年龄的增长，很多中老年人牙齿常有松动和脱落的现象，咀嚼能力变弱，消化液和消化酶的分泌量减少，胃肠消化功能降低，因此，饭菜宜以碎为好。

体现在具体烹调中，可将食物剁碎后食用。比如，鱼和肉宜去骨、剔刺，切成肉糜或肉粒，加入蔬菜或粥中食用，也可以揉成肉丸或鱼丸食用；蔬菜宜切短、切细后再食用。还可以使用家庭搅拌机，将各种固体食物按要求配好，搅拌打碎后再烹调食用。

## 饮食宜素

中老年人的饮食宜素，多吃蔬菜水果。新鲜的蔬果中含有丰富的维生素、矿物质和膳食纤维，对维持体内酸碱平衡，保护心血管、防癌、防便秘均有重要作用。

但是，这也不是说要完全食素。营养学专家认为，中老年人一味食素会降低体质，疾病反而更容易侵袭人体。正确的食法是以蔬菜等植物性食物为主，注意粮豆混搭、米面混食，并适当辅以包括肉类在内的各种动物性食品。

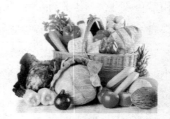

## 饮水宜当

对于中老年人而言，饮水不仅要足够，而且还有一些特别需要注意的地方。中老年人应特别注意在临睡前、半夜如厕后、早晨起床后这3个时间段补充水分。

首先，中老年朋友大都会有一点血脂浓度偏高，睡前饮用少量水，可以避免因血液、血脂浓度过高而导致血栓的形成；其次，中老年人多夜尿频繁，易使血液输送速度减慢，发生缺血性脑卒中，因此在半夜如厕后也应补充少量水分；最后，经过一夜的睡眠，人体内处于相对缺水状态，可导致血脂浓度上升，代谢物积存，早起适当饮水可缓解这些症状，预防心脑血管疾病的发生。

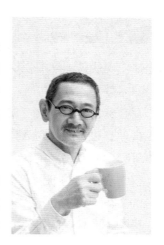

当然，饮水也不是越多越好。对于一些特殊人群，喝水量反而必须适当控制。比如有心、肾功能衰竭的中老年病人，就不宜喝水过多，以免加重心肾负担，导致病情加剧。这类人群的饮水量应视病情听取医生的具体建议。

## 中老年人饮食宜清淡、有节制

中老年人饮食主张清淡、有节制，不宜过咸、过腻、过多，在饮食结构及方式上要遵循"五低""七分饱"的原则。

所谓"五低"，即饮食要低盐、低糖、低脂肪、低胆固醇、低刺激性。每天食盐摄入量控制在5克以内；少吃游离糖，如白糖、蜂蜜等；脂肪摄取总量不超过膳食总热量的30%，食用油尽量以植物油为主；胆固醇的摄取量每天不超过300克，动物内脏、动物脑等胆固醇含量高的食物最好不吃；辛辣食品宜少吃或不吃。尤其是患有肥胖症、高脂血症、冠心病和癌症的中老年人群，更要注意饮食中的"五低"。

中老年人的膳食主张每餐七分饱，尤其晚餐更要少吃，以保持机体能量代谢的平衡。无节制饮食容易使人的胃、肠等消化系统时时处于紧张的工作状态，各内脏器官也因超负荷的运转而无法得到休养，长此以往，容易引发胃炎、胃溃疡等胃病。而且，营养过剩还容易引起糖尿病、脂肪肝、肥胖症等"富贵病"。

## 中老年人饮食"混搭"需合理

为了获得食物的营养和促进健康，食物搭配是特别重要的一环。这就要求我们必须注重饮食营养搭配的合理性，避免偏食或单一饮食，中老年人更应如此。

## 荤素搭配——营养更均衡

现代营养学提倡饮食多样化，即每一样食物都要吃，同时，每一样食物的摄入都要适量、均衡。在菜肴配伍的基础上，应注意荤素结合。

荤食（鱼、肉、禽、蛋等动物性食物）能提供人体所需的蛋白质、热量，但荤食过量会损害人体健康，中老年人常见的高血压、糖尿病、冠心病、肥胖等，都与高脂肪的饮食习惯有关。而素食（豆类、蔬果类等植物性食物）中不仅含有丰富的维生素和矿物质，而且能够疏通肠胃，促进消化，预防多种疾病的发生。但中老年人一味食素也不利于健康。因此，中老年人的饮食主张荤素搭配，而且，最好蔬菜的总量超过荤菜的1倍。这样不仅可以提高食品的营养价值，而且也比较符合中老年人的饮食特点和营养需求。

## 粗细搭配——吃"粗"健康

中老年人饮食不宜过于精细，应强调粗细搭配。长期偏食精米、精面，不仅会导致B族维生素缺乏，还会使胃体缩小，消化功能减弱；而很多粗杂粮，比如燕麦、玉米以及稻麦的麸皮，其中含有丰富的膳食纤维、B族维生素和矿物质，对促进消化、预防便秘、降低人体胆固醇、防治疾病等均有较好的功效。但粗粮口感较差，老年人咀嚼和消化能力都较弱，摄入太多还会阻碍人体对蛋白质、铁、锌、钙等营养物质的吸收，因此，不宜单一摄入。

中老年人的饮食应采取粗细搭配的原则，互相弥补不足，提升营养价值。在具体做法上也要有所注意，如玉米，最好做成玉米粥，这样更方便中老年人消化。

## 五色搭配——食出健康好气色

所谓"五色"，即指食物的黄、红、白、绿、黑5种颜色。不同颜色的食物，其养生保健功效是不同的。黄色食物多有健脾开胃、促进消化的作用，如小米、黄豆、胡萝卜等；绿色食物可起到清肝排毒、清热降脂等作用，如上海青、菠菜、青豆等；红色食物常有补血养心、促进血液循环的作用，如西红柿、山楂、草莓等；白色食物，如鱼肉、银耳、百合等，能起到润肺止咳、美容护肤的作用；黑色食品多有补肾养血、抗衰老的作用，如黑米、黑豆、黑木耳、黑芝麻等。

中老年人饮食可以根据食物的颜色和功效进行混合搭配，以达到增进食欲、均衡营养、调理气血、补养五脏的目的。例如，将山药和小米煲粥可起到健脾养胃、润肺化痰、美容养颜等功效。

## 干稀搭配——有点嚼头更养生

所谓干，指米饭、馒头、花卷、面包等；所谓稀，指粥、糊、汤、奶、豆浆等。中老年人每餐饮食中应该有干有稀，干稀搭配。例如，把米熬成粥或稀饭，配着馒头、炒菜一起吃，或者吃饭前先喝碗汤，这样既利于食物的消化吸收，又能帮助身体补充足够的水分，搭配适宜还会有一定的营养保健作用。比如米饭配鱼汤，可以吸收丰富的不饱和脂肪酸；菜粥里加入一些牛肉粒，不仅可以提供丰富的维生素、矿物质，还可以补充足量的蛋白质，营养更均衡。

中老年人的消化功能低下、咀嚼能力降低，多吃些"稀"的食物有助于营养的消化和吸收，但若时常配些"干"物一起嚼嚼，反而能使食物得到充分的咀嚼，对预防牙齿老化和维护身体健康都非常有益。

## 调和五味——保养五脏

所谓"五味"，即指饮食所含的酸、苦、甘、辛、咸5种味道。酸味入肝，多有生津养阴、收敛固涩、帮助消化的作用，如醋、柠檬、山楂等。苦味入心，有清热解毒、润燥清心、降糖消脂的作用，如苦瓜、莲子心等。甘味入脾，常有健脾益气、补虚养血、强身壮体的功效，如大米、玉米、南瓜等。而辛味对应人体的肺，常食姜、蒜、葱等辛味食物可起到行气活血、祛湿杀菌的作用。咸味入肾，多有利水消肿、软坚散结、补肾的作用，如海带、紫菜等。

如同中药一样，食物只有做到五味适度，才能保证五脏之气的平衡及身体的健康。因此，中老年人在饮食中一定要注意五味调和，酸、苦、甘、辛、咸，每"味"都要适度摄入，切忌口味单一或过偏。

## 中老年人的一日三餐需合理安排

一日三餐合理分配，可保证中老年人摄入充足且均衡的营养，是身体健康的基本保障。根据中老年人的营养需求和饮食特征，每天三餐不仅要定时，且要控制量。

三餐的间隔时间一般是5~6小时。中老年人每日三餐的主食量应控制在250~300克，蔬菜400~800克，豆类100克，水果1~2个，鸡蛋1个，牛奶或酸奶250~500毫升。根据"早餐要吃好，午餐要吃饱，晚餐要吃少"的原则，可以将早餐和午餐安排得丰富些，并注意食物搭配的多样性。

具体而言，中老年人早餐的最佳时间在7:00~8:00。饮食宜软，可选用馒头、花卷或面包搭配牛奶、豆浆、鸡蛋或自制蔬果汁等。中老年人早餐不宜吃得过饱，忌吃油腻、煎炸、干硬以及刺激性的食物，以免导致消化不良。午餐内容宜好、宜吃饱，保证饮食中有足量的主食，适量肉类、油脂和蔬菜。可多吃鱼肉、豆腐等蛋白质含量高的食物，以及西蓝花、白菜、胡萝卜等富含维生素和膳食纤维的蔬菜。中老年人的晚餐宜少吃，且至少要在睡前2小时进餐。饮食内容以清淡、容易消化为原则。主食可以选择粥、面条等，另外，搭配适量的蔬菜和肉类也是很有必要的。

由于中老年人身体各器官的功能均有不同程度的衰退，消化吸收功能也明显降

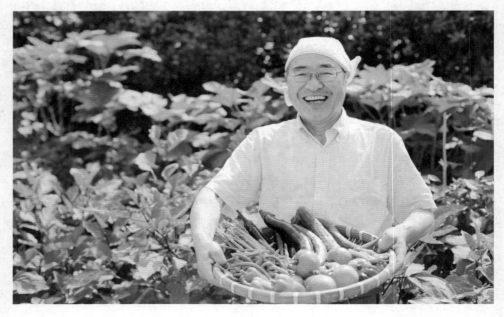

低，因此，可在保持总热量摄入量不变的情况下，在三餐的中间时段中加入1~2个餐次。加餐内容以容易消化的食物为主，如新鲜水果、酸奶等。

# 中老年人不容忽视的饮食细节

虽然中老年人的健康已经开始走下坡路，许多疾病也渐渐开始崭露头角。不过，如果从现在开始关注自身健康，在饮食方面多注意细节养生，相信健康会长期伴随着您。

## 吃饭也要讲先来后到

中老年人由于体质和健康状况的特殊性，在饮食方面除了要有一些特殊的营养要求之外，在进餐顺序方面也应掌握一定的方法。

吃饭前先喝几口汤，可以给消化道加点儿"润滑剂"，为下面的顺利进食做好准备。然后再吃新鲜蔬菜或豆制品，这样可以先摄取一些营养物质，并增加饱腹感，避免吃下过多的主食。接下来，可以吃一些味道稍重的炖菜和炒菜，比如辣椒炒肉、酸菜鱼等，以增进食欲。最后才吃主食。中老年人每餐都应该适当摄入谷类主食，但不宜过多，以免造成消化负担。这样的吃饭顺序不仅可以让老人们吃得多一点儿、香一点儿，还能吃得更健康。

## 食物的温度左右中老年人的健康

很多人都知道冷食、冷饮不宜吃，因为它们会损害肠胃健康，导致腹痛、腹泻等消化不良症状。殊不知，经常吃"刚出锅"的食物，也会造成口腔黏膜和胃肠的损伤，引起多种消化道疾病。因此，中老年人的饮食宜适温而食，不可寒冷，也不宜过热。

平时最好吃些"不凉也不热"、和体温相近的食物。可以用嘴唇感觉，若有一点点温，且不烫口，就是适宜的。如果实在怕冷，可以适当吃些姜、辣椒等有"助热"作用的食物，这样既不会损伤食管，还有额外的保健功效。日常饮水最好喝温水，水温在15~45℃。即使在冬天，饮用水的温度也不宜超过50℃。

## 吃点醋，给健康加把安全"锁"

中老年人由于消化功能减退，胃酸分泌减少，食欲较差，容易患肠胃疾病，如能经常（尤其在夏秋季节）食用一些醋以佐餐，对健康是有益无害的。

醋味酸，可以增进食欲，尤其对患有慢性病的人和味觉退化的老年人来说，醋可以改变他们食欲不佳的情况。醋还能刺激胃酸分泌，从而达到促进消化的目的。食醋中含有的醋酸，可以在一定程度上抑制多种病菌的生长和繁殖，起到预防肠道传染病、延缓老化等作用。炒蔬菜时加些醋，可以起到保护维生素的作用；炖煮鸡肉、猪蹄等食物时加点醋，不仅能使食物快速熟透，还能促进蛋白质的分解，使其更易被人体吸收。

## 细嚼慢咽帮助中老年人抗衰老

俗话说，想要身体壮，饭菜嚼成浆。细嚼慢咽并不只是关系到单纯的口腔问题，它对中老年人的健康长寿和疾病的防治都有很大影响。中老年人饮食应细嚼慢咽，这样不仅有助于增进食欲、促进营养的消化和吸收，帮助减轻肠胃负担，减少胃肠疾病的发生；而且也容易产生饱腹感，可防止进食过多，避免肥胖；吃得慢些可使口腔分泌更多的唾液，唾液中含有过氧化酶，可去除食物中的某些致癌物质的致癌毒性，起到防癌抗癌的作用。

## 中老年人还需注意饮食卫生

常言道，"病从口入"。注重饮食清洁卫生是防止病从口入的一个重要关口。中老年人体质较差，身体抗病能力下降，容易因为细菌的感染而产生疾病，因此，中老年人尤其要注意饮食卫生。

首先，要注意食材的卫生。食材一定要干净，加工食材所用的器皿以及砧板、刀具等用品，也都应保持清洁卫生；其次，食物质量要保证。放置或储存时间过久的食材、隔夜的剩饭剩菜、烟熏食品以及一些加工食品，要少吃或不吃，已变质的食物不要吃；最后，餐后要刷牙、漱口。食后口腔清洁对保持口腔和牙齿的健康有益。

# 老年人饮食禁忌
# 需注意

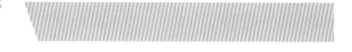

"营养"是机体摄取食物，利用食物中的营养素和其他对身体有益的成分调节各种生理功能，维持正常生长、发育和防病保健的过程。老年人的日常饮食中要忌做一些事情，才能留住营养、吃出健康。

## 老年人忌多"盐"多"油"

盐摄入过多，可致水钠潴留，血压升高，加速动脉硬化。中医认为，过食肥甘厚味，容易助湿生痰，甚至化热为毒，所以，老年人饮食要选择用油少的烹调方式，如蒸、煮、炖、焯，少用含盐高的酱料以及辛辣刺激的调味料。老年人味觉、食欲较差，吃东西经常觉得没有味道，因此，为老年人做饭菜要注意色、香、味的搭配，以提高老年人的食欲。

## 老年人忌喜"精"厌"粗"

随着生活水平的提高，食物也变得更精细。精米、精面的糠麸明显减少，其中的纤维素也会减少，营养价值也大大降低。而饮食中缺乏膳食纤维，是导致结肠癌、高胆固醇血症、糖尿病以及便秘、痔疮等病症的直接或间接因素。因此，老年人需要食用"完整食品"，即未经过细加工的食品或经过部分加工的食品，其所含营养，尤其是微量元素更丰富，多吃可保证老年人的营养供应。

## 老年人忌以"素"代"荤"

老年人食用过多脂肪容易诱发动脉硬化等心脑血管疾病，所以，老年人要少摄入动物油脂类食物，包括肥肉、猪油等，但是这并不是说老年人应该只吃素，不吃荤。老年人体内代谢以分解代谢为主，需用较多的蛋白质来补偿组织蛋白的消耗。因此，老年人应多吃一些脂肪含量相对比较低的、蛋白质

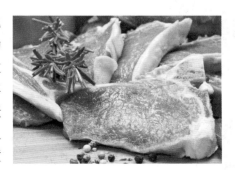

含量高的肉类，如鱼肉、羊肉、牛肉、猪瘦肉等，这些食品所含的蛋白质均属优质蛋白，适合老年人适量进食。

## 老年人忌亲"色"嫌"黑"

老年人五脏虚弱，气血不足，要多食用黑色的食物。黑色食物有黑米、黑麦、紫米、黑荞麦、黑豆、黑芝麻、黑木耳、海带、桑葚、黑枣等。黑色食品不但营养丰富，而且可补肾养肝、防衰保健、防病治病、乌发等。

## 老年人忌重"贵"轻"廉"

随着人们生活水平的日益提高，对"吃"的要求也越来越高，所以在饮食上，对于食材的选择往往会陷入"越贵越好"的误区，觉得贵的食材就一定好。很多贵的食物的确营养丰富，但食材的营养与否、是否适合老年人食用与价钱并不是一定成正比。很多较为便宜的新鲜应季的水果和蔬菜也非常有营养，如玉米、茄子等，非常适合老年人食用。相反，有一些很贵的食物，因其难以消化、胆固醇含量过高等因素，其实并不适合老年人食用。所以，老年人在食材选择上切忌重"贵"轻"廉"。

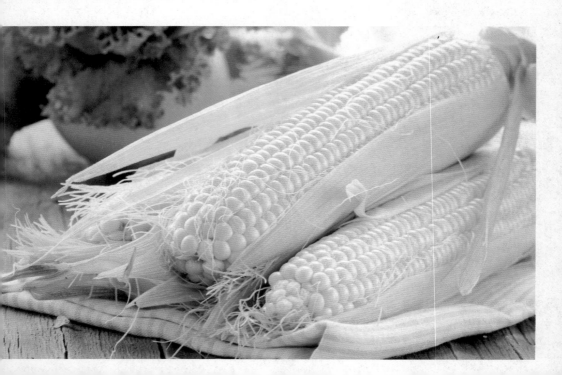

## 老年人忌偏"单"弃"广"

老年人在饮食搭配上要注意品种多样，多种食物合理搭配有利于各种营养的互补和吸收。植物蛋白的胆固醇和脂肪酸的含量相对很少，是老年人补充蛋白质的优选食材，可在饮食中添加富含植物蛋白的食物来补充营养。海藻类食品含有的优质蛋白和不饱和脂肪酸是糖尿病、高血压等患者所需要的，如海带中的甘露醇有脱水、利尿作用，紫菜中的牛磺酸可延缓大脑衰老。此外，海藻类食品还能滤除锶、镭、镉、铅等，有预防癌症的功效。牛奶及其制品是钙的最佳来源，老年人每天适量饮用有利于预防骨质疏松和骨折。大豆及其制品富含蛋白质，其丰富的大豆异黄酮和大豆皂苷对中老年女性尤其有益。

## 老年人忌食过咸、过甜的食物

过咸的食物中含有过多的盐，不适合老年人食用。老年人的饮食应该以清淡为主，如果盐分摄入过多会伤肺，影响呼吸系统功能，而老年人大多阴虚肺燥，更不宜摄入过量的盐。有些食品含盐量较高，如咸菜等，也不建议老年人过多食用。甜食含糖量高，而且大多数甜食也含有大量油脂。老年人食用过甜的食物易导致消化不良，影响身体的新陈代谢，从而使抵抗力下降，甚至会影响呼吸系统功能，给身体带来隐患。

## 老年人忌食过硬、过烫的食物

老年人的牙齿大多已经松动或者脱落，咀嚼比较困难，因此不宜吃坚硬的食物，而应该将食物煮烂、煮软，方便老年人咀嚼和消化。食管的前方紧靠左心房，吞咽高温的食物后会影响心律，有时候还会引起心律失常，所以老年人尤其应该注意不能食用过烫的食物。

## 老年人忌食性燥、性热的食物

老年人不宜食用性燥、性热的食物，如胡椒、辣椒、芥末、茴香、桂皮等。胡椒属于大辛大热的食物，而老年人由于身体功能下降，本身就脾胃虚弱肺气不足，食用胡椒会损伤脾胃肺气。辣椒性热、味辛，而老年人多阴虚肺燥，多食易伤肺气。且辣椒中的辣椒素对消化道有较强的刺激作用，容易引发咽喉肿痛。芥末刺激性较强，会刺激老年人的消化道和肠胃，对于肠胃功能不佳的老年人有百害而无一利。

## 老年人忌食腌制、熏制、油炸的食物

由于习惯或口味的原因，很多老年人喜欢食用腌制、熏制和油炸的食物。腌制食物中除了含有大量脂肪，还含有大量的盐。老年人摄入盐分过多会伤肺，摄入油脂过多不利于消化。腌制食物中还含有亚硝酸盐，长期摄入含有此类物质的食物会增加人体患癌的概率。熏制食物如熏鱼，既缺少营养又难以消化，老年人食用会对肠胃造成负担，不利于营养吸收。炸鸡等油炸类食物，多数是用棕榈油等饱和脂肪酸含量较高的油来烹炸的，会含有致癌物质。

## 老年人忌食寒凉、生冷的食物和饮品

夏季暑热难耐，很多老年人喜欢吃一些冰凉的食物和饮品来解暑。这样做虽然很解暑，但却极容易伤害老年人相对脆弱的胃肠道消化系统，引起肠胃炎等疾病。所以，即使是在夏季，老年人也要尽量少吃或忌吃寒凉的食物和饮品，以免引起胃肠道消化系统的不适。

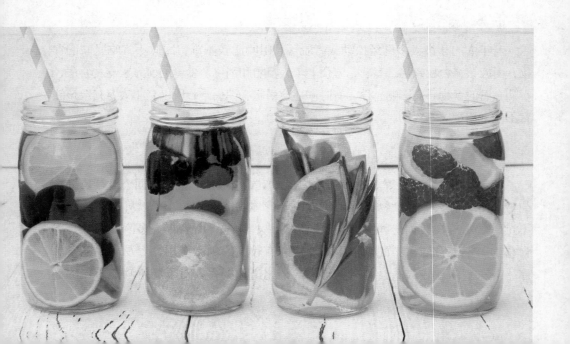

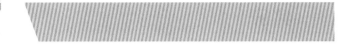

# 中老年人应远离
# 这些食物

　　人步入中老年，身体状况与其他年龄阶段有所不同，对营养物质的需求也是不一样的，这个时候就要选择适合中老年人体质的食物。吃得不对，就会加速身体衰老，使身体出现各种不适，甚至带来疾病。因此，要根据年龄的不同，来选择调整饮食的方向及侧重点，这样会更有针对性，更有效果。以下将介绍各种中老年人的禁忌食材，希望中老年人在日常饮食中注意避免。

## 肥猪肉

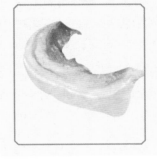

　　与其他肉类相比，肥猪肉脂肪比例最高。长期大量进食肥猪肉，将不可避免地导致脂肪摄入过多，使人体蓄积过多脂肪，不利于中老年人体重的控制，易诱发身体肥胖，不利于患有高血压的中老年人。肥肉中含有大量的饱和脂肪酸，它可以与胆固醇结合沉淀于血管壁，诱发动脉硬化等心脑血管并发症。同时，用肥猪肉炼制的猪油热量极高，容易发胖，不利于患有高血压的中老年人控制体重，也不适合中老年人食用。

## 猪蹄

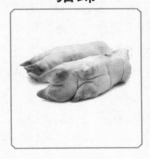

　　体质虚弱及贫血的中老年人适宜食用猪蹄，但由于猪蹄的热量较高，每100克猪蹄可产生约1040千焦的热量，且猪蹄含较多的脂肪和胆固醇，多食容易引起肥胖，使血压升高，因此高胆固醇血症、高血压患者不宜食用。另外，患有糖尿病的中老年人多食还可引起血糖升高，甚至并发心脑血管疾病。猪蹄肥腻碍脾，不易被消化，胃肠功能较弱、经常腹胀的中老年人也要慎食。

## 猪肝

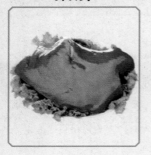

中老年贫血、白内障、青光眼、夜盲症患者宜食用猪肝，但猪肝热量高，胆固醇含量也较高，多食可使血液中的胆固醇水平升高，导致胆固醇在动脉壁上沉积，使血管腔变狭窄，导致血压升高，甚至诱发动脉硬化、冠心病等。多食猪肝还会使维生素A在体内过多积聚，从而出现恶心、呕吐、头痛、嗜睡等中毒现象，久之还会损害肝脏，导致骨质疏松、毛发干枯、皮疹等。

## 猪腰

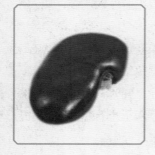

肾虚、腰膝酸软的中老年人适合食用猪腰，但患有高胆固醇血症、高血压、动脉硬化、冠心病的中老年人不宜食用。猪腰属于高胆固醇食物，每100克猪腰中含有354毫克胆固醇，胆固醇在动脉壁堆积，会导致血管管腔狭窄，血流受阻使血压升高，加重心脏的负荷，还可能引发动脉硬化、脑卒中。此外，猪腰性寒，中老年人肠胃功能相对较弱，如果进食过多，易引起腹泻等症状。

## 猪心

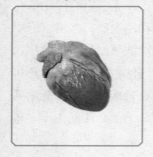

猪心营养丰富，对加强心肌营养、增强心肌收缩力有很大的作用，故患失眠、心律失常、贫血的中老年人宜食用猪心。但猪心胆固醇含量较高，患高胆固醇血症、高脂血症、糖尿病、动脉硬化等的老年人过量食用可使血浆中的胆固醇浓度增高，不利于身体健康。研究证明，如果中老年人长期大量食用猪心等动物内脏，会大幅度增加其患心血管疾病的风险，所以中老年人要慎食猪心。

**猪血**

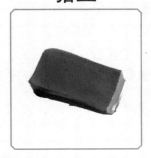

猪血中铁含量较丰富，且以血红素铁的形式存在，易被人体吸收利用，患缺铁性贫血的中老年人宜食猪血，但一般人食用过多有可能造成铁中毒，出现恶心、呕吐等症状，还会影响机体对其他矿物质的吸收。患高胆固醇血症、肝病、冠心病以及脾虚腹泻的中老年人均忌食猪血。猪血中含较多的猪本身的代谢废物，如激素、尿素等，老年人食用过多会给身体带来较大的负担。

**猪大肠**

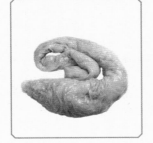

患有便秘、腹泻、便血等病症的中老年人可常食用猪大肠，但患有高血压、高脂血症、冠心病、糖尿病等的中老年人不宜食用。因为猪大肠的脂肪含量较高，特别是患高血压的中老年人食用后容易导致脂肪堆积，引起肥胖，不利于体重的控制。猪大肠中的胆固醇含量较高，过多摄入可使血管管腔狭窄，血流受阻使血压升高，不利于血压的控制，并且还有可能导致冠心病。

**猪脑**

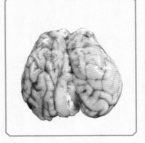

中老年痴呆患者适合食用猪脑，但猪脑中的胆固醇含量极高，食用后可使血液中的胆固醇水平升高，所以患有高胆固醇血症、冠心病及高血压的中老年人均不宜多吃，否则可能引起病情加重。另外，因冠心病、高血压、动脉硬化所致的头晕头痛者，性功能障碍者均忌吃猪脑。

## 猪肚

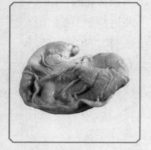

猪肚适宜气血虚损、脾胃虚弱、便稀腹泻的中老年人食用，但患高血压、高脂血症以及感冒的中老年人不宜食用。因猪肚和其他内脏一样，胆固醇含量很高，每100克含胆固醇165毫克，中老年患者食用后易引发动脉硬化；加重其脂质代谢紊乱，促进脂肪转化为血糖，不利于血糖控制。

## 牛髓

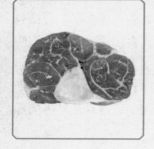

牛髓中的脂肪含量极高，可达95.8%，多食牛髓会使进入体内的脂肪过多，并沉积在体内，容易引起肥胖，也会引发脑卒中、心血管疾病以及动脉粥样硬化等疾病，导致血压升高，可能诱发高脂血症。中医认为，大多数的高脂血症是由于痰湿瘀阻在中焦所致，而牛髓为滋腻之品，容易助湿生痰，患有高脂血症的中老年人食用后会加重病情，不利于身体健康。

## 羊肝

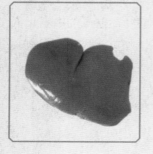

羊肝属于高胆固醇食物，每100克羊肝中含有349毫克胆固醇，食用后可使血液中的胆固醇水平升高，不利于患有"三高"的中老年人。羊肝中的维生素A含量极其丰富，长期大量食用容易导致维生素A过多症，出现头痛、恶心、呕吐、嗜睡、视物模糊等症状。

## 羊肉

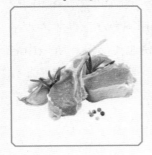

羊肉是助元阳、补精血、益劳损之佳品，是优良的温补强壮剂，因此，阳虚怕冷、腰膝冷痛的中老年人适合吃羊肉。但由于羊肉中的蛋白质含量较多，过多摄入动物性蛋白质可能引起血压波动，对患有高血压的中老年人不利。羊肉性燥热，患有高血压的中老年人多属肝阳上亢体质，多食会加重病情，易引起脑卒中。

## 狗肉

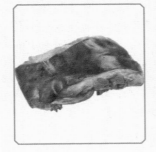

狗肉中蛋白质含量较高，中老年人特别是患有高血压的中老年人应限制动物性蛋白质的摄入，故不宜多食狗肉。中医认为狗肉热性大、滋补强，中老年人过量食用后会使血压升高，甚至导致脑血管破裂出血，所以高血压、脑血管病、心脏病、卒中后遗症的患者均不宜食用狗肉。

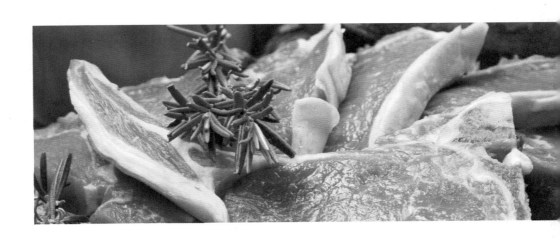

## 鸭肠

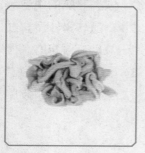

三高群体宜选择低热量、低脂肪、低胆固醇的食物，而鸭肠的胆固醇含量较高，每100克中含胆固醇187毫克，多食可使血液中的胆固醇和三酰甘油水平升高，致使血管腔变狭窄，使血压升高，所以中老年人不宜过量食用。鸭肠属于高嘌呤食物，并发有高尿酸血症的患高血压的中老年人食用后容易引起痛风发作。

## 牛肝

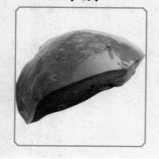

牛肝的胆固醇含量很高，多食可使血液中的胆固醇和三酰甘油水平升高，胆固醇堆积在血管壁致使管腔狭窄，使血压升高。而且牛肝的热量高，多食不利于肥胖中老年人体重的控制。牛肝的烹调方法多用油炸或烤，如此制作出来的牛肝含有的热量更高，不适合患有高血压、糖尿病的中老年人食用。动脉粥样硬化、心脑血管疾病、痛风等患者均忌食牛肝。

## 鹿肉

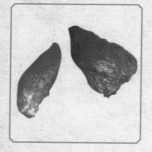

鹿肉中的蛋白质含量较高，且为动物性蛋白，多食可引起血压波动，中老年人应慎食。鹿肉属于纯阳之物，其补益肾气之功为所有肉类之首，但是高血压患者多属于阳盛体质，不宜多食，否则可助热上火，加重病情，而且中老年人多食还可导致便秘。

### 鹅肉

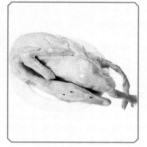

鹅肉的热量较高，过多的热量摄入可在体内转为脂肪堆积，引起肥胖，甚至引起其他心脑血管并发症，不利于老年人的身体健康。鹅肉中含有较多的脂肪，可使血液中的三酰甘油和胆固醇水平升高，患有高血压的中老年人食用后，脂肪可与胆固醇结合沉积在血管壁，容易引发动脉硬化、脑卒中等并发症。

### 鸡胗

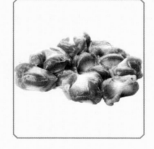

鸡胗的热量较高，多食不利于中老年高血压患者体重的控制。鸡胗的蛋白质含量较高，且属于动物性蛋白质，中老年人应限量摄入，特别是患有"三高"的中老年人。鸡胗有消食导滞的作用，但是其属于动物内脏，胆固醇含量很高，食用后容易使血清中的胆固醇浓度升高，如果中老年人长期食用可能引发动脉硬化等。

### 腊肠

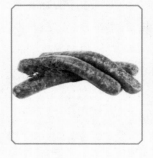

腊肠中肥肉比例高达50%以上，热量极高，脂肪含量也很高，食用后不利于体重的控制，高血压患者尤其是并发有肥胖者不宜吃。腊肠的蛋白质含量较高，且为动物性蛋白质，中老年人不宜多食。腊肠中的钠含量很高，中老年人食用过量后，可发生水、钠在体内的潴留，从而使血容量增加，使血压升高，对身体健康不利。

## 鲱鱼

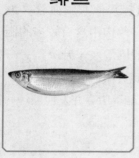

鲱鱼的热量较高，过多的热量摄入可在体内转化为脂肪，使血脂升高。此外，鲱鱼富含油脂，食用后容易使血脂升高，使体重增加，不利于高脂血症患者的病情。市售的鲱鱼在腌渍过程中加入了盐、酱料等，成品的含钠量很高，食用后易使血压升高，并发高血压的高脂血症患者要慎食。

## 鲍鱼

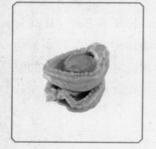

鲍鱼中胆固醇的含量较高，食用后容易使血清中的胆固醇浓度升高，中老年人不宜食用。鲍鱼含钠量较高，渗透压的改变使钠、水潴留，从而使血容量增加、回心血量增加，使血压升高，可引发心脑血管并发症。中老年人的肠胃功能逐渐衰退，鲍鱼肉难以消化，应慎食。

## 鱿鱼

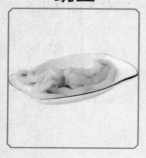

中老年人如果患有高脂血症、高胆固醇血症、动脉硬化等心血管病及肝病就应慎食。因为鱿鱼中胆固醇含量非常高，食用后容易使血清胆固醇水平升高。鱿鱼性寒凉，脾胃虚寒的中老年人应该少吃。鱿鱼是发物，患有湿疹、荨麻疹等疾病的中老年人则应禁食。

## 咸鸭蛋

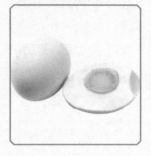

咸鸭蛋的热量较高，多食不利于高血压患者体重的控制。咸鸭蛋中的胆固醇含量极高，过多的胆固醇沉积于血管内皮，可形成脂斑，进而使动脉管腔狭窄，使血压升高，甚至引发冠心病。咸鸭蛋中的钠含量极高，摄入过量的钠可发生水、钠的潴留，增加血容量，从而使血压升高，增加心脏负荷，甚至引发心脏病。

## 墨鱼

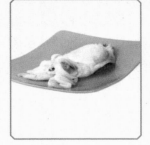

墨鱼的热量较高，多食不利于中老年人体重的控制。墨鱼的蛋白质含量很高，高血压尤其是并发有肾功能减退的中老年患者要禁食。墨鱼含较多的胆固醇，心血管疾病及肝病患者应忌食。墨鱼中钠含量高，易发生水、钠潴留，使人体发生水肿、血压升高等，中老年人应忌食。

## 腊肉

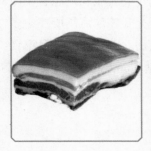

腊肉多用五花肉制作而成，其热量和脂肪含量都非常高，食用后容易引起血脂升高、肥胖，导致动脉粥样硬化、冠心病等疾病，中老年人要少食。腊肉的含盐量较高，每100克腊肉的钠含量近800毫克，超过一般猪肉平均量的十几倍。长期大量进食腊肉无形中会造成盐分摄入过多，可能加重或导致血压增高或波动。

## 火腿

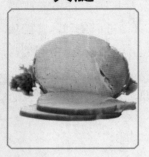

火腿是腌制或熏制的猪腿，在制作过程中大量使用食盐，中老年人长期摄入过多盐分会导致高血压和水肿。火腿的热量及脂肪含量很高，多食不利于体重的控制，还可引起肥胖，甚至引发高脂血症、脑卒中等心脑血管并发症。

## 糯米

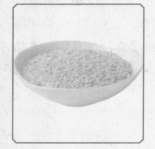

糯米热量高，每100克中含78.3克糖类，患糖尿病的中老年人食用后对病情不利。糯米的钾含量较高，患钾代谢障碍的糖尿病并发肾病的中老年人不宜食用。特别是冷的糯米制品的黏度较高，不易被磨成"食糜"而消化吸收，肠胃不好的中老年人要慎食。

## 荔枝

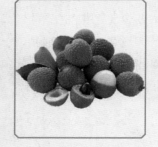

荔枝性温不可多食，易发热上火，中老年人多食会加重便秘。中医认为，中老年高血压初期患者多由于肝火过旺导致肝阳上亢，肝火旺盛属症结所在，多食会诱发脑卒中等心脑血管疾病。荔枝属于高血糖食物，葡萄糖含量高达66%，果糖和蔗糖的含量也很高，易使血糖升高。

## 榴梿

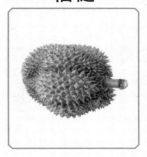

榴梿性热而滞，中老年高血压初期患者多为肝阳上亢，不宜过多食用，易引发和加重头目涨痛、口苦咽干、大便秘结等症状。榴梿含糖量很高，过量的糖分摄入会在体内转化为内源性三酰甘油，使血清三酰甘油浓度升高，老年人应尽量少吃，中老年高脂血症患者则应尽量不吃。榴梿还含大量的饱和脂肪酸，多吃会使血液中的总胆固醇含量升高，加重中老年人高脂血症病情。

## 椰子

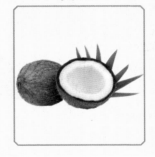

椰子是热量较高的几种水果之一，其含糖量很高，且主要是葡萄糖、果糖和蔗糖，这些糖分极易被吸收从而使血糖快速升高，不利于中老年人体重的控制。如果摄入的糖分过量，会在体内转化为内源性三酰甘油，使三酰甘油水平升高，不利于血糖的控制。椰子的钾含量极高，并发有肾病的糖尿病患者应禁食。另外，椰子的含钠量也很高，多食可致水肿甚至引发高血压。

## 杨梅

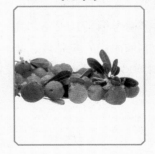

杨梅对胃黏膜有刺激作用，并且富含果酸，可凝固蛋白质影响消化吸收，肠胃不好的中老年人应忌食。中医认为，杨梅性温，多食可积温成热，阴虚、血热、火旺、有牙齿疾患者和糖尿病、溃疡病、高血压患者均应忌食杨梅。杨梅还含有一定的脂肪，中老年人多食无益。

# 柚子

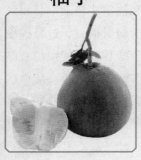

柚子清热生津、润肺止咳，阴虚口干、易上火、干咳的中老年人适宜吃，但中老年高血压患者应尽量避免在服用药物期间吃柚子。因为柚子中含有一种活性物质，对人体肠道的一种酶有抑制作用，从而能干扰药物的正常代谢，令血液中的药物浓度升高。中老年高血压患者需长期服用降压药，如同时食用柚子，容易引起血压的大幅度波动，不利于高血压患者的病情。

# 葡萄柚

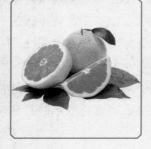

正常中老年人皆可食用葡萄柚，但患有高血压的中老年人要慎食。葡萄柚又称西柚，与柚子十分相似，它和柚子一样含有可影响高血压药物代谢的活性物质，通过抑制肠道的酶增加降压药的血药浓度，从而使血压大幅度下降，不利于血压的控制，所以对于需长期服用降压药的中老年高血压患者来说，应忌吃葡萄柚，如果要吃，应注意食用的量，同时要监测血压。

# 樱桃

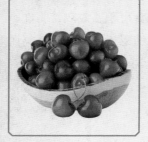

患有痛风及贫血的中老年人可以食用樱桃，但患糖尿病、肾病、高钾血症的中老年人不宜食用。樱桃性温热、含糖量高，每100克樱桃含糖类10.2克，高血压患者不宜过多食用，并发有糖尿病的应忌食。此外，樱桃含钾量高，每100克樱桃含钾258毫克，对于有肾病的中老年人可不是小数字，因此，中老年肾病患者应慎食。

## 白果

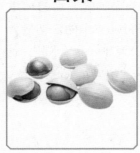

白果可敛肺止咳，患肺炎、慢性支气管炎的中老年人适宜食用，但糖尿病、肥胖、肾病患者不宜食用。因白果的热量极高，含糖量很高，易引起血糖升高，不利于血糖的控制，还可使多余的热量堆积，引起肥胖。此外，白果的蛋白质含量很高，并发有肾病的糖尿病患者应慎食。白果还含氢氰酸，过量食用可出现呕吐、呼吸困难等中毒症状，严重者还可中毒致死。

## 咸菜

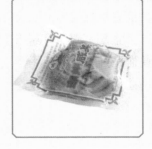

咸菜的原料可为芥菜、白菜或萝卜等，用盐等腌渍而成，其中腌芥菜中钠含量高达7.2%，中老年人食用后，易使血压升高，不利于血管健康。

另外，摄入的盐过多，还会导致上呼吸道感染。这是因为高盐饮食可使口腔唾液分泌减少，导致感染上呼吸道疾病。咸菜在腌渍过程中可能产生可致癌的亚硝酸盐，对中老年人健康不利。同样的含钠高的冬菜等腌渍食物都应该少吃。

## 酸菜

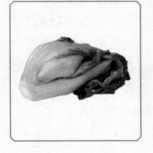

酸菜可增进食欲，但不利于中老年高脂血症患者体重的控制。酸菜在腌渍的过程中，维生素C被大量破坏，长期食用容易造成营养失衡，不利于身体健康。此外，酸菜还含有较多亚硝酸盐，食用过多会引起头痛、恶心、呕吐等中毒症状，严重者还可致死。霉变的酸菜有明显的致癌性，中老年人更应该忌食。

## 八宝菜

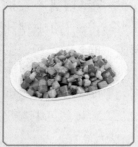

　　八宝菜为甜酱腌渍菜，具有增进食欲的作用，中老年人食用后不利于热量的控制，容易引起体重增加。八宝菜的含钠量很高，每100克中的含钠量为2843.2毫克，中老年人不可多食，否则可引起水肿、血压升高甚至心力衰竭。患有肾病的中老年人应少食八宝菜。

## 萝卜干

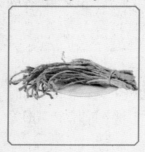

　　萝卜干在腌渍的过程中加入了大量盐，钠含量极高，每100克含钠量可达4203毫克。流行病学研究的数据表明，钠的摄取量与高血压的罹患率呈正比关系，过多的钠盐在体内堆积可使血管紧张素Ⅰ向血管紧张素Ⅱ转化，使血管收缩，从而使血压升高。萝卜干含有一定量的糖分，所以中老年糖尿病患者应少食或忌食。

## 豆瓣酱

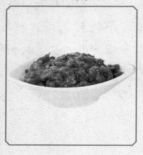

　　豆瓣酱是非天然食品，制作过程中所产生的亚硝酸钠含量高，有较强的致癌性，可诱发各种组织器官的肿瘤，对中老年人健康没有好处。豆瓣酱中钠含量极高，每100克中含有钠约6克，大量钠的摄入可发生水、钠的潴留，使血容量增加，血压升高，心脏负荷增大，可导致水肿和高血压。若选用较辣的豆瓣酱，还可能引起中老年人便秘，甚至发生痔疮。

## 八角

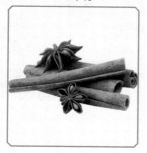

八角的热量较高，过多摄入易使血糖、血压升高，甚至引起动脉粥样硬化、脑卒中等并发症。八角属于热性作料，中老年人食用后易出现头目涨痛、面红目赤等症状，不利于身体健康。八角中钾的含量很高，钾、磷的代谢障碍患者摄入过多会增加肾脏负担。桂皮和茴香都是同属性的香辛料，桂皮性热，茴香性温，中老年人也要少吃。

## 咖喱粉

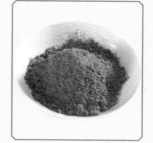

咖喱粉含糖量较高，能促进唾液和胃液的分泌，增加胃肠蠕动，增进食欲，中老年人应慎食。咖喱粉是具有辛辣刺激性的调料，食用后可使血压升高、心跳加快，不利于中老年人身体健康。中老年高血压患者需长期服用降压药，服药期间不宜食用。

## 酱油

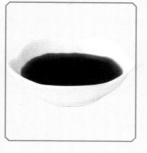

酱油中既含有氯化钠，又含有谷氨酸钠，还有苯甲酸钠，是钠的密集来源，其中钠的含量高达5.7%以上，可引起血压升高、水肿，中老年人要慎食，特别是患有高血压的中老年人更要慎食。酱油含来自于大豆的嘌呤，很多产品为增鲜特意加了核苷酸，并发有高尿酸血症的中老年高血压患者不宜食用，否则可引发痛风。

## 巧克力

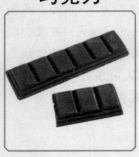

巧克力是典型的高糖、高油、高热量的增肥食物。医学界将超重和肥胖确认为中老年人高血压发病的重要原因之一，虽然并非所有的中老年肥胖者都患有高血压，但总体上来说，体重越重，平均血压也越高，而且肥胖也和高血压一样，是引发心脑血管病的一个危险因素。控制体重已经成为高血压患者降低血压的一个重要的途径。所以，患有高血压的中老年人要慎食巧克力。

## 花椒

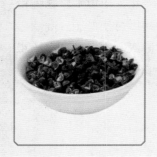

花椒的脂肪含量不低，中老年人不宜多食。花椒可促进唾液分泌，增进食欲，使人摄入过多的食物，而且其本身的热量也较高，不利于体重的控制，还容易引起上火气滞。花椒性热，味辛，中老年人食用过多，容易消耗肠道水分而使胃腺体分泌减少，造成胃痛、肠道干燥、痔疮、便秘。胡椒属同类食物，热量和糖类含量也很高，属热性的食物，要少吃。

## 芥末

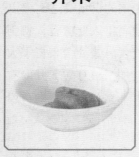

芥末的热量和糖类含量都很高，而且它还可以刺激胃液和唾液的分泌，增进食欲，让人不自觉地进食更多的食物，从而容易引发肥胖。芥末具有催泪性的强烈刺激性辣味，食用后可使人心跳加快、血压升高，患有高血压的中老年人需慎食，有胃炎或消化道溃疡的中老年人应忌食。另外，眼睛有炎症的中老年人也不宜食用。

## 鱼露

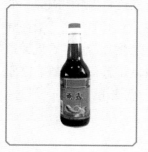

鱼露的含钠量极高，中老年人过量食用可引起血容量增加，血压升高，加重心脏负担，甚至引发心力衰竭。实验研究证明，鱼露中含有亚硝胺类致癌物质，中老年人应慎食。凡患有痛风、心脏疾病、肾脏病、急慢性肝炎等的中老年人均不宜食用鱼露。

## 浓茶

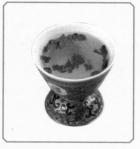

浓茶中含浓度较高的咖啡因，可使人心跳加快，从而升高血压，增加心脏和肾脏的负担。浓茶含大量的鞣酸，和食物中的蛋白质结合生成不易消化吸收的鞣酸蛋白，从而导致便秘发生。大量饮用浓茶后，鞣酸与铁质的结合会更加活跃，会影响铁的吸收，易导致缺铁性贫血。

## 可乐

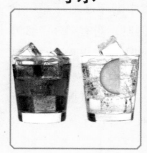

可乐营养低、热量高，多饮易增加患糖尿病的风险。可乐主要含精制糖，这种糖可不经任何转化而直接被人体吸收，使血糖快速升高。常喝可乐会引发肥胖、龋齿和骨质疏松等，所以中老年人应慎喝可乐。

## 咖啡

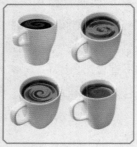

　　咖啡的热量和脂肪含量均较高，长期大量饮用，咖啡豆里的咖啡白脂等物质可导致血清总胆固醇、低密度脂蛋白、胆固醇以及三酰甘油水平升高。喝过咖啡后2小时，血中的游离脂肪酸会增加，血糖、乳酸都会升高，正常饮用咖啡要适量，而患有高血压、高脂血症等慢性疾病的中老年人则不宜饮用。

## 白酒

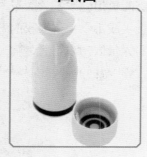

　　白酒的热量较高，多饮容易引起肥胖，加大心脑血管并发症的风险。白酒中的酒精成分会影响肝脏内的内源性胆固醇的合成，使血浆中的胆固醇以及三酰甘油的浓度升高，容易造成动脉硬化。此外，过多地饮用白酒还容易引起胆固醇和三酰甘油水平升高，引起心肌脂肪的沉积，使得心脏"扩大"，从而引起高血压和冠心病。

## 辣椒

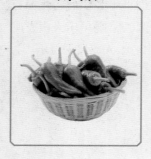

　　辣椒性热、味辛，中老年人食用过多，容易引起便秘。肝阳上亢、阴虚阳亢型中老年高血压患者食用后容易加重病情，应慎食。同时，患有溃疡、食管炎、咳喘、咽喉肿痛、痔疮等的中老年人均应忌食辣椒。辣椒具有一定的刺激性，其含有的辣椒素可使心动加速、心跳加快、循环血液量剧增，从而使血压升高，甚至还可能出现急性心肌梗死等严重后果，不利于中老年人的身体健康。

## 方便面

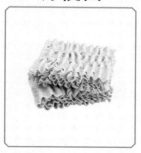

　　方便面是一种高热量、高脂肪、高糖类的食物，中老年人不宜食用。方便面在制作过程中大量使用棕榈油，其含有的饱和脂肪酸可加速动脉硬化的形成。此外，由于方便面中含钠量极高，食用后会使血压升高，所以，中老年高血压患者应忌食。方便面中含有添加剂和防腐剂，对身体不好，而且中老年人吸收营养的能力本来就差，所以中老年人吃方便面吸收不到什么营养。

## 蟹黄

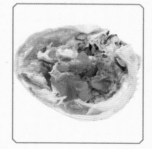

　　蟹黄中胆固醇的含量非常高，可使血压升高，而且过量的胆固醇堆积在血管内皮下，还可形成脂斑，甚至引发冠状动脉粥样硬化等，对于高血压、高脂血症患者十分不利，所以中老年人应慎食。由于蟹黄含有较高含量的油脂，患有冠心病、动脉硬化的中老年人应禁吃。

## 苏打饼干

　　苏打饼干含有较多的钠，中老年人吃过多的苏打饼干可能导致血压升高、肥胖加重，甚至引发高脂血症等。苏打饼干中加入了精炼混合油，使其脂肪含量远高于馒头、米饭。每百克苏打饼干含脂肪约8克，摄入100克苏打饼干，相当于多摄入约240千焦的热量。因此建议中老年人不要常吃苏打饼干，如果要吃每次最好不超过50克。

## 牛油

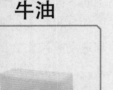

牛油中含有大量的脂肪，热量极高，每100克中脂肪含量为92克，可产生3340千焦的热量，中老年人过多食用容易引发肥胖，不利于体重的控制。牛油中含有大量的胆固醇和饱和脂肪酸，二者可结合沉积在血管内壁，形成脂斑，引发冠心病，诱发高血压、高脂血症等病症。且多食牛油还容易增加冠心病、动脉硬化等心脑血管并发症的风险。

## 油条

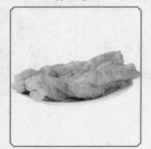

油条在制作时需加入一定量的明矾，明矾是一种含铝的无机物，超量的铝会毒害人的大脑及神经细胞，对人体健康极为不利。经过高温的油脂所含的必需脂肪酸和脂溶性维生素A、维生素D、维生素E遭到氧化破坏，使油脂的营养价值降低，食用油条难以起到补充多种营养素的作用。

## 蜜饯

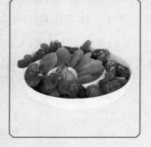

经过层层加工后，蜜饯仅能保留原料的部分营养，再加上制作过程中添加了亚硝酸盐等防腐剂、着色剂、香精以及过高的盐和糖，这些添加物大都是人工合成的化学物质，在正常标准范围内影响不大，但如长期大量食用，对中老年人身体健康不利。蜜饯含糖量很高，可达70%，中老年人食用后可使血糖升高，不利于血糖的控制，患有糖尿病的中老年人应该禁食。

## 扒鸡

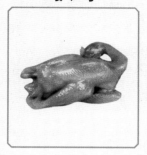

扒鸡的热量很高，中老年人过量食用不利于体重的控制。扒鸡的动物性蛋白质含量高，多食易引起血压波动，诱发高血压。胆固醇含量也很高，食用后可使血清胆固醇水平升高，中老年高脂血症患者应忌吃。扒鸡中的含钠量极高，渗透压的改变使钠、水潴留，从而使血容量增加、回心血量增加，使血压升高，甚至可引发心脏病。不仅扒鸡要少吃，炸鸡也一样，其热量和饱和脂肪酸含量很高，糖尿病患者食用后易诱发心脑血管并发症。

## 比萨

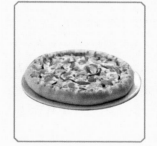

比萨的脂肪含量较高，中老年人多食不利于体重的控制。比萨在制作过程中常常需要加入较多的盐和其他调味料，所以成品比萨中往往含有较多的钠，长期食用可引起血压升高、水肿等。

比萨是用番茄酱、奶酪、黄油和其他配料烤制而成的，脂肪、胆固醇含量高，中老年人不宜食用。

## 薯片

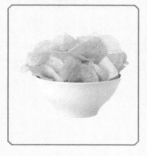

薯片属于高热量食物，食用后容易使人发胖，不利于高血压病情控制。薯片脂肪含量很高，过多食用可使血中胆固醇与脂肪含量升高，从而引发高脂血症。薯片中含有致癌物丙烯酰胺，过量食用可使其大量堆积，加大了中老年人患癌症的风险。薯片的口味靠盐等调制，食用后可使血压升高，还可能引发其他心血管疾病。

## 鱼子

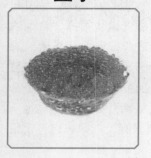

鱼子的热量较高，多食不利于高血压患者体重的控制。鱼子胆固醇含量很高，不但可使血清胆固醇水平升高，而且低密度胆固醇在血管内皮的堆积可导致管腔变窄，从而使血压升高，甚至引起冠心病。鱼子虽然很小，但是很难煮透，食用后也很难消化，中老年人肠胃功能不好，最好不要食用。

## 黄油

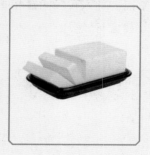

黄油的主要成分是脂肪，热量极高，中老年人尤其是肥胖型的中老年高血压患者不宜食用。黄油含脂肪达80%以上，油脂中的饱和脂肪酸含量达60%以上，还有30%左右的单不饱和脂肪酸。黄油的热稳定性好，且具有良好的可塑性，香气浓郁，是比较理想的高温烹调油脂，但由于其饱和脂肪酸含量较高，还含有胆固醇，因此中老年人和高脂血症患者不应选用其作为烹调油。

## 奶油

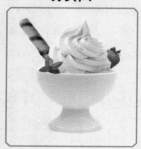

奶油的热量和脂肪含量极高，容易引起肥胖，不利于血糖和体重的控制。奶油中含有大量的胆固醇和饱和脂肪酸，二者容易结合沉淀于血管壁，引发动脉硬化、冠心病等心脑血管并发症。奶油中的含钾量较高，合并有肾病的糖尿病患者慎食。奶油中的含钠量很高，多食可能引起水肿、血压升高，易诱发高血压。

# 中老年人春季
# 养生与防病饮食

中老年人春季
# 养肝护阳正当时

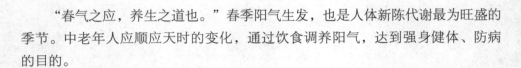

　　"春气之应，养生之道也。"春季阳气生发，也是人体新陈代谢最为旺盛的季节。中老年人应顺应天时的变化，通过饮食调养阳气，达到强身健体、防病的目的。

## 春季饮食调养原则

| | |
|---|---|
| 多食用温阳养肝的食物 | 　　"五脏应四时"，自然界的春季与五脏中的肝相对应，春季养好肝，不但能培育肝的生理功能，而且可调节情志、梳理气机。春季可多吃些温阳的食物。 |
| 多摄入优质蛋白质 | 　　早春时节，气温仍较低，人体需消耗一定的能量御寒。同时，寒冷天气的刺激可使体内的蛋白质分解加速，导致机体抵抗力降低，体质较弱的中老年人受其影响，易发生疾病。因此需补充足够的蛋白质，尤其应增加优质蛋白质的摄入，如鸡蛋、鱼类。 |
| 多吃新鲜蔬果，远离春季病 | 　　春季是多种细菌、病毒等微生物"生发"的时期，病菌侵犯人体，引发疾病。新鲜蔬果中含有丰富的维生素、矿物质等，可增强人的抵抗力，预防多种感染性疾病。如上海青、西红柿、柑橘、猕猴桃等蔬果中富含维生素C，具有抗病毒的作用；富含胡萝卜素的苋菜、胡萝卜等，能保护上呼吸道黏膜及呼吸器官上皮细胞的功能。 |
| 宜省酸增甘 | 　　春季人体肝气旺，会影响脾胃，妨碍食物的消化吸收。甘味食物能滋补脾胃，顺养肝气。而酸味食物有收敛的作用，饮食过酸则不利于阳气的生发和肝气的疏泄，还会加重肝气偏旺，对脾胃造成更大的伤害。春季宜食用小米、山药、土豆等。 |

| 宜食用祛湿排毒的食物 | 春天气候潮湿，身体易积聚水分，湿寒郁结，对人体健康不利。加上人们在冬季吃了不少脂肪、热量含量高的食物，易使毒素积存于体内。"千金难买春来泄"，中老年人春季可多食用一些祛湿排毒的食物，如绿豆、薏米、苹果等。另外，还应增加饮水量，以促进身体排毒。 |
| --- | --- |

## 春季食补秘诀

"春季养生当需食补"，宜选择平补、清补的饮食，且中老年人还需要根据个人体质及病情，选择适当的食补方法，不可盲目进补。

一般而言，以下几类中老年人宜在春季进补：有早衰现象者；患有各种慢性病而形体消瘦者；腰酸眩晕、脸色萎黄、精神萎靡者；春天受凉后易反复感冒者；在春天有哮喘发作史，而现在未发作者。

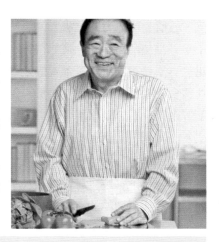

| 虚寒体质 | 虚寒体质的中老年人可多食核桃、枸杞等偏温食物。 |
| --- | --- |
| 湿气较重 | 湿气较重的中老年人当食化湿食物，如干荷叶、莲子等。 |
| 阴虚内热 | 阴虚内热的中老年人宜清补。这类中老年人可选用梨、莲藕、荸荠、百合、马蹄等性偏凉的食物，以起到清热去火、改善体质的作用。 |
| 病中或病后恢复期 | 此时期的中老年人进食应以清淡、味鲜可口、容易消化的食物为主。忌食用甜腻、油炸、生冷及不易消化的食物，以免损伤胃肠功能。 |

# 春季养生宜食食物

## 保护肝脏，清除身体毒素

清代医学家周学海在《读医随笔》中说："医者善于调肝，乃善治百病。"肝脏统领健康全局，肝脏出了问题，其他器官就会跟着"倒霉"，所以我们必须要加强对肝脏的养护。春气通肝，春季易使肝旺。中医认为，肝脏有藏血之功，《素问·五脏生成》云："故人卧血归于肝，肝受血而能视，足受血而能步。"若肝血不足，易使两目干涩、视物昏花、肌肉拘挛。因此，养肝补血是春季养生的重中之重。春季养护肝脏，最重要的是饮食要清淡，尽量少吃或不吃辛辣、刺激性食物，这些食物会损伤肝气，直接影响到肝，如生姜、辣椒这些东西要尽量少吃。要多吃新鲜蔬果，摒弃暴饮暴食或饥饱不匀的坏习惯。

中医有一句话："春令进补有诀窍，养肝明目是首要。"丹参黄豆汤是不错的选择，即把丹参洗净放入砂锅中，黄豆洗净用凉水浸泡1小时，捞出后倒入锅内加水适量煲汤，至黄豆烂，拣出丹参，加蜂蜜调味更好。养肝还要多饮水、少饮酒。因为肝脏代谢酒精的能力是有限的，所以多喝酒必伤肝。同时要保持五味不偏，食物中的蛋白质、糖类、脂肪、维生素、矿物质等要保持相应的比例。

在运动调养方面，春天也要顺应"升发"的特点，多做伸展运动。中医有"人卧血归肝，人动血运于诸经"之说，常伸懒腰，可使血液循环加快，全身得到活动，激发肝脏的功能。还可在晨光下，在庭院、公园、林荫道等地方进行锻炼，可选择慢跑、快步走等，也可多做一些伸展运动或练习太极拳等，既可舒展形体，又可调理气血。同时，在优美的环境中锻炼还可达到心胸开阔、心情愉快的效果。

因肝血不足，或摄取不当，积劳内伤，均可导致气虚，使人感到精神疲乏、四肢乏力、易出汗等。此时，应选择甘平益气、养肝血类的食物，如动物肝脏、菠菜、红枣、枸杞等。春季饮食养肝可以脏补脏，鸡肝和猪肝都是不错的选择，鸡肝味甘而温，能补血养肝，新鲜鸡肝与大米煮粥食用还可以用于治疗老年人肝血不足、眼睛干涩等病症；常食猪肝可预防眼睛干涩、疲劳，可改善贫血病人造血系统的生理功能，还能去除机体中的一些有毒成分。补肝血以鸭血为佳，鸭血与鲫鱼和大米煮粥食用有补肝血的作用，可辅助治贫血。

## 春季保护肝脏食材 TOP 3

### 枸杞
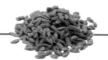

枸杞滋肾、润肺、补肝、明目，可降低血压、血脂，防治动脉硬化，抗衰老，对肝肾阴亏、腰膝酸软、头晕目眩、目昏多泪、虚劳咳嗽、消渴、遗精、高血压、高血脂等症状有很好的改善作用。枸杞与菊花、栀子泡茶饮用，可清肝明目，治疗目赤肿痛；与苦瓜、大蒜清炒食用，可治疗高血压；枸杞与桂圆肉、银耳煮成甜汤食用，可养肝补血，改善血虚面色萎黄。

### 红枣
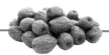

红枣是很好的补血食物，具有补脾和胃、养肝补血、益气生津、调和营卫、解药毒的功效，还能抗过敏、宁心安神、益智健脑。与乌鸡、桂圆炖食，可治贫血头晕；与枸杞、菊花泡茶频频饮用，可治高血压；与百合、莲子煮汤食用，可治心律失常；与小麦、甘草同食，可补血润燥、养心安神；与大米同食，可健脾胃、补气血；与黑木耳同食，可治贫血。

### 菠菜

菠菜是春天的常用时蔬，具有滋阴润燥、疏肝养血等作用，对肝气不疏并发胃病的辅助治疗常有良效。菠菜搭配猪肝煮汤食用，可养肝补虚，还可改善贫血症状；与核桃仁清炒食用，可润肠通便；与大蒜同食，可杀菌利肠、增强抵抗力；与胡萝卜同食，可保持心血管畅通；与鸡血同食，可保护肝脏；与羊肝同食，可恢复体力。

## 疏肝解郁，撇掉烦恼忧愁

春季肝气升发，故适宜调节肝脏的疏泄功能，使之舒畅，即疏肝解郁。

春季疏肝解郁是多方面的，首先，情绪上要保持乐观，不宜抑郁或暴躁，因为抑郁、暴躁会伤害肝脏。其次，在生活起居上要有规律，适当早起早睡，以适应春季的生机勃勃，使人体保持旺盛的精力。

在穿着方面要尽量选择宽松、舒适的衣服，使气血流畅。适当参加户外运动也是疏肝解郁很好的选择，比如进行郊游、踏青，亲近大自然，听听鸟语花香，呼吸新鲜空气，可畅达胸怀、陶冶性情、活动筋骨，对身心均有很大的好处。

春季，中老年人宜多梳头。梳头具有宣行瘀滞、疏利气血的作用，头是五官和中枢神经所在地，常梳头可加强对头部穴位的摩擦，疏通血脉，使头发得到滋养。方法为：十指弯曲成自然弓状，自前额发际经头顶向后，到颈部为止，轻抓头皮。然后以头部前后正中线为中心，两手逐渐向两边移开，同时轻抓头皮，到两耳上部结束，按摩30次，用力宜由轻渐重。进入春季后，天气阴晴不定，春雨绵绵，容易引发心理精神上的变化，即春愁。春愁的患者应多食用疏肝理气、解郁安神的食物，如玫瑰花茶、柴胡、决明子、鳙鱼、生菜等。

### 三种养肝的简易健身方法

平卧床上，两足自然分开与肩同宽，全身放松，自然呼吸，呼气时两手捂口（不能紧捂），取呼出之水蒸气，轻摩面部。摩面时宜闭气，闭至欲吸气时，暂停摩面，徐徐吸气，如此反复，摩3~5遍。

平身正坐，吸气后闭气，两手相叠，按压在左侧大腿上，上身向右侧倾，到达极点，然后向左倾，到想要呼气时，恢复正坐姿势，反复做3~5遍。

平身正坐，两脚前伸，自然呼吸，吸气后闭气，两手慢慢上提，在胸前十指交叉，互相紧夹，两手向两边用力，反复3~5次后，十指交叉不松动，两手一并上提，上头，过头顶，下项，按压项后，头部用力往后仰，使头项与两手间形成一股抗衡的力。吸气，十指松开，两手慢慢下移，轻按两膝上，重复3~5遍。

## 春季疏肝解郁食材 TOP 4

### 柴胡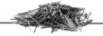

　　柴胡具有和解表里、疏肝、升阳、退热的作用，可有效解除胸闷胁痛，开郁调经，对流感病毒有较强的抑制作用。主治寒热往来、胸满胁痛、口苦耳聋、头痛目眩、疟疾、下痢脱肛、月经不调、子宫下垂、流行性感冒。柴胡与香附、酸枣仁煎水服用，可疏肝理气、解郁安神；与当归、合欢皮煎汁服用，可治疗更年期综合征。

### 鳙鱼

　　鳙鱼是一种高蛋白、低脂肪、低胆固醇的鱼类，不仅能疏肝解郁，对心血管系统也有保护作用，还具有补虚弱、暖脾胃、治头眩、益脑髓、健脾利肺、祛风寒、益筋骨之功效。鳙鱼富含磷脂，可改善记忆力，特别是其头部脑髓中磷质含量很高，经常食用，能治眩晕、益智商、助记忆、延缓衰老。

### 生菜

　　生菜富含维生素A、维生素C、钙、磷等营养成分，具有清热安神、清肝利胆、养胃生津的功效，对内火旺盛所致的心烦失眠、口舌生疮、目赤肿痛、小便黄赤等症及高血压、高脂血症均有一定食疗效果，常食还可减肥，有利于女性保持苗条的身材。生菜与大蒜炒熟食用，可有效降低血压；与黄瓜、黑木耳炒熟食用，可降脂减肥；与苦瓜、丝瓜炒熟食用，可清肝泻火。

### 决明子

　　决明子可泻火除烦、清肝明目、利水通便，还可降低血压、抗菌消炎。主治风热赤眼、青盲、高血压、肝炎、肝硬化、肝腹水、习惯性便秘等病症。决明子与菊花、桑叶煎汁当茶饮，可治疗目赤肿痛；与玉米须、枸杞煎汁当茶饮，可治疗高血压；与火麻仁、蜂蜜泡茶频频饮用，可防治中老年人便秘；与金银花、黄连煎汁饮用，可治疗口腔溃疡。

## 祛湿化邪，使气机通畅

中医的"湿"有多种含义。首先，春季雨水较多，尤其梅雨季节，是一年中湿气最重的时期，"湿"就是这一时期的气候特征。其次，它是一种致病因素，当人体抵抗力下降或湿气过剩时，就会使人体发生疾病。这时，"湿"作为病因侵袭人体并导致机体发生疾病，中医称之为"湿邪"。湿邪有内湿、外湿之分。由于受到自然界的湿气侵袭而发生疾病的称为外湿证；若饮食不节，过食甘甜、油腻厚味之物，使脾运化水湿功能减退，从而湿从内生，称为内湿证，亦称脾湿证。湿邪致病，上下内外皆可侵犯，患病后的临床表现也多种多样，中医统称为"湿证"，是一组证候的总称。

春季空气湿润，此时会有"湿邪"入侵人体，湿邪最易损伤脾阳。湿邪困脾，使运化水液功能受损，水湿积聚，可出现水肿、小便不利等症。同时脾气不升，则胃气不降，可出现嗳气、食少、口中黏腻等症。脾胃乃人后天之本，其功能受损必将影响整个机体。中医认为"胖人多痰湿"，意即肥胖的人多属痰湿体质，易患湿证。环境阴暗潮湿、多雨季节或喜吃甜食、生冷食物、肥甘厚腻食物及饮酒等都是易产生湿证的原因。因此，一定要把好"病从口入"这一关，不吃腐烂变质食物，不喝生水，生吃瓜果蔬菜一定要洗净，应多食清热利湿的食物，使体内湿热之邪从小便排出，使得气机通畅、水道通调。

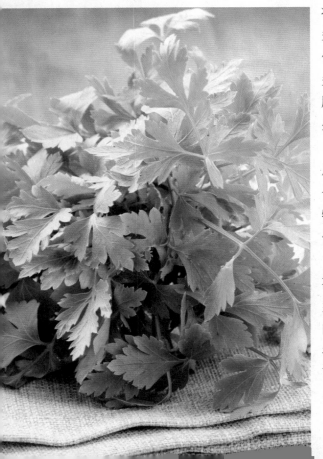

春季祛湿化邪可选用砂仁、茯苓、白术、陈皮、芹菜、薏米、芡实等药材或食材。砂仁是中医常用的一味健脾化湿药，性温味辛，能行气调中、和胃健脾、化湿止泻，可用于治疗食积腹胀、寒湿泻痢、

虚寒胃痛，还可用于治疗与脾胃虚寒有关的妊娠呕吐、妊娠胎动不安，也适合慢性胃炎、寒湿型呕吐腹泻、食管癌等患者食用，但阴虚有热者忌服。砂仁与生姜、粳米煮粥食用，可治疗妊娠呕吐；与猪肚、肉豆蔻煲汤食用，可治疗虚寒性腹泻；与神曲、山楂煮汁当茶饮，可治疗食积腹胀；与豆芽、鲫鱼同食，有健脾化湿、降脂减肥、降低血糖等功效，也适合高血压、肥胖、高脂血症等患者食用。

## 春季祛湿化邪食材 TOP 4

### 陈皮

陈皮具有理气、健脾、调中、燥湿、化痰的功效，主要用于治疗脾胃气滞之脘腹胀满或痰湿壅肺之咳嗽气喘、纳呆便溏以及湿浊阻中之胸闷腹胀等病症。治疗湿浊阻中所致的胸闷腹胀、纳呆便溏，常搭配厚朴、白术、砂仁等煎水饮用。此外，食用补药或肉食时适当加点陈皮，可帮助消化，还可去除肉类的膻味。

### 茯苓

茯苓具有渗湿利水、益脾和胃、宁心安神的功效，常用来治疗小便不利、水肿胀满、泄泻、遗精、惊悸等症。与赤小豆、鲫鱼煲汤食用，可有效治疗肾炎水肿、小便不利等症状；与猪肝搭配煮汤食用，可治疗贫血、头昏等症状；与鲤鱼蒸食或煮汤食用，可用于治疗肝病或肾病引起的轻度水肿；与猪舌同食，可利水渗湿。

### 扁豆

扁豆是温和的健脾化湿药，能健脾和中、消暑清热、解毒消肿，适用于脾胃虚弱、便溏腹泻、体倦乏力、水肿、白带异常以及夏季暑湿引起的呕吐、腹泻、胸闷等病症。扁豆含钠少，含钾多，常食有利于保护心脑血管，调节血压。与山药、粳米煮粥食用，可健脾益胃；与老鸭肉同食，可滋阴补虚、养胃益肾。

## 芹菜

　　芹菜具有平肝降压、利水消肿、凉血止血的作用，对高血压引起的头痛头晕、暴热烦渴以及黄疸、水肿、小便热涩不利、月经不调、赤白带下、腮腺炎、血热出血等病症有食疗作用。与泥鳅焖烧食用，可治疗尿路感染；与香蕉、芝麻榨汁饮用，可防治中老年人习惯性便秘；与牛肉炒食，可增强免疫力；与红枣同食，可补血养颜；与核桃同食，可美容养颜和抗衰老。

# 中老年人春季日常保健

| | |
|---|---|
| **宜少卧多动** | 　　春天人易犯困，有些老年人有睡懒觉的习惯。久卧会造成气血运行不畅，身体亏损虚弱。俗话说，春夏"养阳"，"动则升阳"。中老年人不妨在天气好、阳光足时，多出门活动。可选择散步、打太极拳等方式，运动强度以运动后感觉身体舒适为宜，如果感觉气喘或者心脏跳动比较剧烈，就应当停下休息了。锻炼之余，要做好身体的协调适应工作，每天最好午睡30分钟，以补春困睡眠之不足。 |
| **调适心情** | 　　春季是肝阳亢盛之时，情绪易急躁，中老年养生还需积极调节情志。心情舒畅有助于肝之疏泄，心情抑郁则会导致肝气郁滞，神经内分泌系统功能紊乱，引发精神病、消化系统疾病、心脑血管疾病等。中老年人应尽量做到心胸开阔、心态乐观，当情绪异常激动时，力争把注意力转移到其他活动上，以调节不良情绪。 |
| **预防传染** | 　　春天呼吸道传染病等多发，中老年人免疫力差，易感染，在疾病流行期间不要频繁出入公共场所。可以每天吃几瓣生大蒜，或在室内熏蒸食醋，预防呼吸道传染病。 |

# 春季
# 食谱推荐

## 香油胡萝卜

**材料**　胡萝卜200克，鸡汤50毫升，姜片、葱段各少许

**调料**　盐3克，鸡粉2克，芝麻油适量

**做法：**

①洗净去皮的胡萝卜切片，再切成丝，备用。

②锅置火上，倒入芝麻油，放入姜片、葱段，爆香。

③倒入胡萝卜丝，加入鸡汤，拌匀。

④放入盐、鸡粉，炒匀。

⑤关火，盛出炒好的菜肴，装入盘中即可。

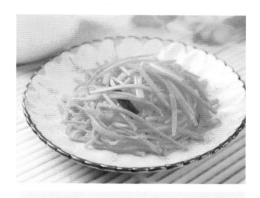

**功效**　胡萝卜有降血糖、增强免疫力、益肝明目等功效，非常适合糖尿病老年患者食用。

## 松仁菠菜

**材料**　菠菜270克，松仁35克

**调料**　盐3克，鸡粉2克，食用油15毫升

**做法：**

①洗净的菠菜切成3段。

②冷锅放入油、松仁，炒出香味，盛入碟中待用。

③往松仁里撒上少许盐，拌匀，待用。

④锅留底油，倒入菠菜，大火翻炒约2分钟至熟。

⑤加入剩余的盐、鸡粉，炒匀，关火后盛出菠菜，撒上松仁即可。

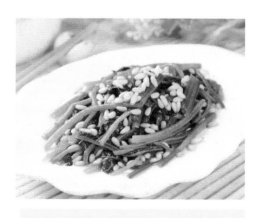

**功效**　松仁富含营养元素，具有滋阴润肺、润肠通便等多种功效，菠菜中富含维生素C，两者搭配很适合中老年人食用。

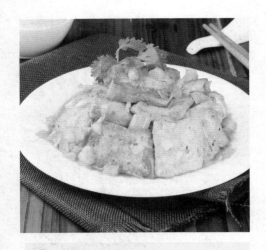

功效 豆腐是一种对男女老少皆有益处的健康食品，中老年人常食用可预防骨质疏松。

# 葱烧豆腐

**材料** 豆腐200克，大葱40克

**调料** 盐、鸡粉各3克，生抽5毫升，水淀粉10毫升，食用油适量

**做法：**

①洗净的豆腐切成厚片；洗净的大葱对半切开，改切成葱碎。

②热锅注油烧热，将豆腐煎至焦黄。

③倒入大葱碎，爆香，淋上生抽，倒入适量清水。

④加入盐，搅拌片刻，盖上锅盖，大火焖3分钟。

⑤揭盖，加鸡粉、水淀粉拌匀，盛盘即可。

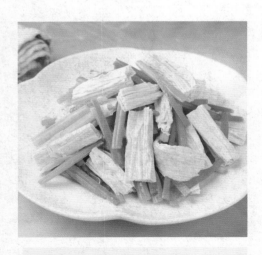

功效 胡萝卜有降血压、增强免疫力、保护视力等功效，春季可多吃。

# 芹菜胡萝卜丝拌腐竹

**材料** 芹菜85克，胡萝卜60克，水发腐竹140克

**调料** 盐、鸡粉各2克，胡椒粉1克，芝麻油4毫升

**做法：**

①洗好的芹菜切段，洗净的胡萝卜切丝。

②洗好的腐竹切段，备用。

③锅中注水烧开，倒入芹菜、胡萝卜，拌匀，大火略煮。

④放入腐竹，拌匀，煮至断生，捞出沥干。

⑤取1个碗，倒入焯好的食材，加盐、鸡粉、胡椒粉、芝麻油，拌匀即可。

# 凉拌花菜

**材料**　花菜300克，蒜末、葱花各少许

**调料**　盐2克，鸡粉3克

**做法：**

①锅中注水烧开，倒入处理好的花菜，焯至断生。

②关火后将焯好的花菜捞出，沥干水分，装入碗中。

③向碗中倒入适量凉水，花菜冷却后，倒出凉水。

④加入备好的蒜末，放入盐、鸡粉，拌匀。

⑤盛入备好的盘中，撒上葱花即可。

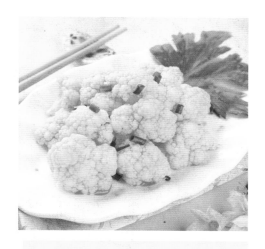

**功效**　花菜是春季的常见食材之一，具有增强免疫力、保护视力、补脾和胃等功效。中老年人可常食本品。

# 凉拌紫背菜

**材料**　紫背菜100克，蒜末少许

**调料**　盐4克，鸡粉3克，芝麻油5毫升，食用油适量

**做法：**

①沸水锅中加入1克盐、食用油，拌匀。

②倒入洗净的紫背菜，焯至断生。

③将紫背菜捞出，放入凉水中冷却，捞出，装碗。

④往紫背菜中加入蒜末、3克盐、鸡粉，再淋入芝麻油。

⑤充分拌匀至入味，将拌匀的紫背菜盛入盘中即可。

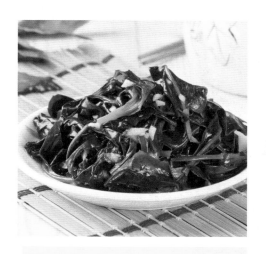

**功效**　紫背菜的鲜叶和嫩梢含有丰富的维生素C以及黄酮苷，有较好的保健功能。

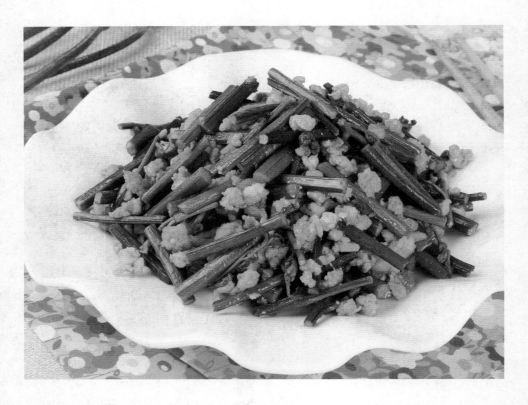

# 蕨菜炒肉末

**功效** 蕨菜性寒味甘，适量食用可增强人体抗病能力。与肉末同炒，不仅减少甘涩味，还可增进食欲。

**材料** 蕨菜210克，肉末120克，姜末5克，蒜末10克

**调料** 盐、鸡粉各1克，料酒、生抽、水淀粉各5毫升，食用油适量

**做法：**

①将洗净的蕨菜切成小段，待用。

②锅中注水烧开，放入蕨菜，焯去黏质和涩味。

③捞出焯好的蕨菜，沥干水分，装盘待用。

④用油起锅，放入肉末，炒约半分钟至转色。

⑤加入蒜末和姜末，炒出香味。

⑥加入料酒、生抽，放入蕨菜，翻炒数下。

⑦加盐、鸡粉、水淀粉，炒匀，盛出即可。

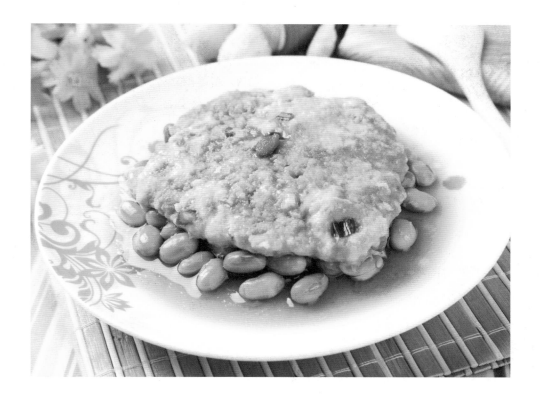

# 青豆蒸肉饼

**功效**　青豆含有蛋白质、叶酸、膳食纤维、不饱和脂肪酸等，可帮助中老年人健脾止泻、润燥消水等。

**材料**　青豆50克，猪肉末200克，葱花5克，枸杞少许

**调料**　盐、生粉各2克，鸡粉3克，料酒、蒸鱼豉油各适量

**做法：**

①取1个碗，倒入肉末，加盐、鸡粉、料酒，拌匀；加清水、生粉，放另一容器中沿同一方向搅拌。

②放入葱花，再次搅拌均匀，制成肉馅。

③取1个盘，倒入青豆，摆放平整。

④将做好的肉饼平摊在青豆上，用勺子压实待用。

⑤蒸锅注水烧开，放上青豆肉饼，大火蒸熟后取出蒸好的青豆肉饼，浇上蒸鱼豉油，再用枸杞做点缀即可。

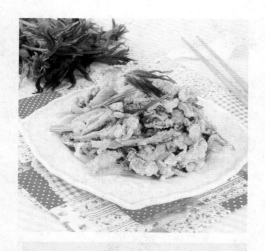

# 酥炸香椿

**材料**　香椿135克，鸡蛋液、面粉各30克
**调料**　盐、鸡粉各1克，食用油适量
**做法：**
①洗净的香椿切成2段。
②沸水锅中入香椿，焯至断生，捞出装盘。
③鸡蛋液中倒入面粉，分次加入适量清水，搅拌均匀。
④加入盐、鸡粉，拌成面糊，倒入香椿，搅匀，待用。
⑤锅置火上，注油烧热，放入香椿，炸至金黄，捞出即可。

**功效**　香椿营养丰富，其含有的香椿素是挥发性芳香有机物，具有健脾开胃、增进食欲的功效。

# 艾叶煎鸡蛋

**材料**　艾叶5克，鸡蛋2个，红椒5克
**调料**　盐、鸡粉各1克，食用油适量
**做法：**
①洗净的红椒去籽切丝；鸡蛋打入碗中，加盐、鸡粉，制成蛋液。
②用油起锅，倒入蛋液，将红椒丝、艾叶摆放均匀。
③稍煎2分钟至成形。
④倒入食用油，略煎1分钟至底面焦黄。
⑤翻面，煎约1分钟至食材熟透，盛出蛋饼，装盘即可。

**功效**　艾叶有理气血、逐寒湿、温经、止血、散寒止痛、祛湿杀虫等功效，可经常食用。

# 蛋白鱼丁

**材料**　蛋清、脆肉鲩各100克，红椒、青椒
　　　　各10克

**调料**　盐、鸡粉各2克，料酒4毫升，水淀
　　　　粉、食用油各适量

**做法：**

①洗净的红椒去籽切块，洗净的青椒去籽切
成块；处理干净的鱼肉切丁，装碗，加盐、
鸡粉、水淀粉，腌至入味。

②热锅注油，入鱼肉、青椒、红椒，炒匀。

③加入盐、鸡粉，淋入料酒、蛋清，炒匀。

④关火后，盛出菜肴即可。

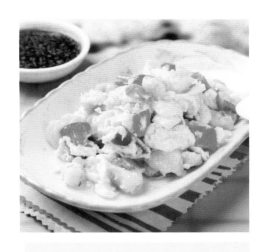

**功效**　脆肉鲩含有蛋白质、不饱和脂肪
酸、钙、磷等营养成分，老年人食用有
益。

# 糟熘鱼片

**材料**　草鱼肉300克，水发木耳100克，卤
　　　　汁20毫升，姜片、葱段各少许

**调料**　盐、鸡粉、胡椒粉各2克，水淀粉5
　　　　毫升，食用油适量

**做法：**

①洗净的草鱼肉切成双飞片，装碗；加入盐、
鸡粉、水淀粉，拌匀，腌至入味，备用。

②锅中注水烧开，倒入鱼片，略煮后捞出。

③热锅注油，爆香姜片、葱段，倒入卤汁、
适量清水。

④放入木耳、胡椒粉，倒入鱼片，煮熟，盛
出即可。

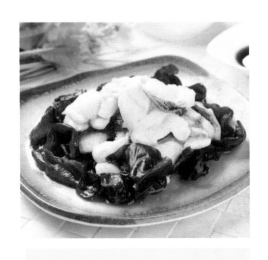

**功效**　木耳有益气润肺、美容养颜、增强
免疫力等功效，对中老年人有很好的保健
功效。

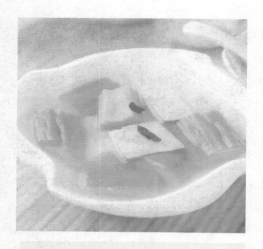

## 山药炖苦瓜

**材料**　山药140克，苦瓜120克，姜片、葱段各少许

**调料**　盐、鸡粉各2克

**做法：**

①洗净去皮的山药切片；苦瓜去瓤，再切成块，备用。

②砂锅中注水烧开，倒入苦瓜、山药，撒上姜片、葱段。

③盖上锅盖，烧开后用小火煮约30分钟至食材熟软。

④揭开锅盖，放入盐、鸡粉，搅匀。

⑤关火后将煮好的菜肴盛出，装盘即可。

**功效**　苦瓜清热解毒、健脾开胃，中老年人食用还可以降低血糖、增强免疫力。

## 金针白玉汤

**材料**　豆腐150克，大白菜120克，水发黄花菜100克，金针菇80克，葱花少许

**调料**　盐、鸡粉各少许，料酒3毫升，食用油适量

**做法：**

①金针菇切去根，大白菜切丝，豆腐切块，黄花菜去除花蒂。锅中注水烧开，加盐、豆腐块、黄花菜，煮1分钟，捞出装碗。

②用油起锅，倒入白菜丝、金针菇，淋入料酒、清水，快速翻炒。

③大火煮沸后倒入焯过的食材，拌匀，加盐、鸡粉，煮至入味，盛出撒上葱花即成。

**功效**　黄花菜能改善人体新陈代谢，增强免疫力。老年人食之还能促进消化。

# 排骨汤

**材料** 排骨300克，姜片15克，香菜10克

**调料** 盐、鸡粉各2克，白胡椒粉适量

**做法：**

①锅中注水烧开，倒入排骨，汆去血水和杂质，捞出。

②砂锅注水烧热，倒入排骨，放入姜片，搅拌片刻。

③盖上锅盖，用大火煮开转小火煮1小时。

④掀开锅盖，放入盐、鸡粉、白胡椒粉，搅拌调味。

⑤盛出装入碗中，摆放上香菜即可。

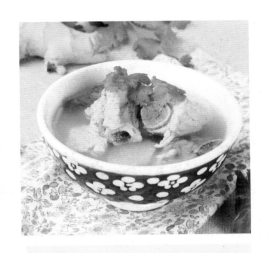

**功效** 排骨含有蛋白质、骨胶原、骨黏蛋白等成分，可为中老年人提供钙质。

# 春笋仔鲍炖土鸡

**材料** 土鸡块300克，竹笋160克，鲍鱼肉60克，姜片、葱段各少许

**调料** 盐、鸡粉、胡椒粉各2克，料酒10毫升

**做法：**

①洗净去皮的竹笋切片，鲍鱼肉切片。

②锅中注水烧开，入竹笋、料酒，煮断生后捞出。沸水锅中先后用料酒将鲍鱼和土鸡块汆去腥味和血水，捞出。

③砂锅中注水烧热，入姜片、葱段、鸡块、鲍鱼、竹笋、料酒，盖上盖，烧开后用小火炖约1小时。

④揭盖，加盐、鸡粉、胡椒粉拌匀即可。

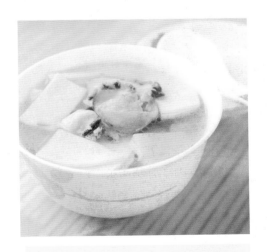

**功效** 鲍鱼有补虚、滋阴、润肺、清热等功效，搭配竹笋一起炖鸡，味道鲜美，老年人食用还可养肝明目。

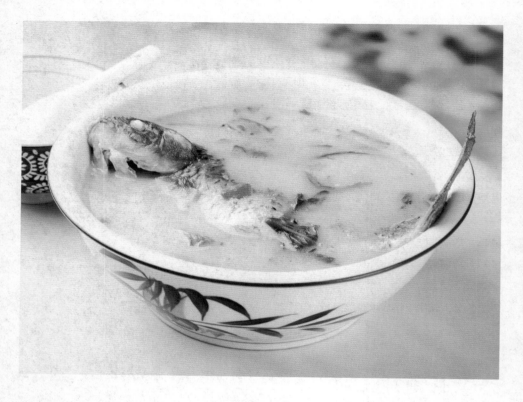

# 茼蒿鲫鱼汤

鲫鱼有通血脉、补体虚的作用，对降低胆固醇和血液黏稠度、预防心脑血管疾病等也有益处。

**材料** 鲫鱼肉400克，茼蒿90克，姜片10克，枸杞少许

**调料** 盐3克，鸡粉2克，胡椒粉少许，料酒5毫升，食用油适量

**做法：**

①将洗净的茼蒿切成段，装入盘中，待用。

②用油起锅，爆香姜片，放入鲫鱼肉，用小火煎一会儿，至两面断生。

③淋入料酒、清水，加盐、鸡粉，放入枸杞。

④盖上盖，用大火煮约5分钟，至鱼肉熟软。

⑤揭开盖，倒入茼蒿、胡椒粉，续煮至全部熟透。

⑥关火后盛出煮好的鲫鱼汤，装入汤碗中即成。

# 南瓜山药杂粮粥

**材料** 水发大米95克，玉米糙65克，水发糙米120克，水发燕麦140克，山药125克，南瓜肉110克

**做法：**

①去皮的山药切小块，南瓜肉切小块。

②砂锅中注水烧开，倒入洗净的糙米、大米、燕麦。

③盖上盖，烧开后用小火煮约60分钟，至米粒变软。揭盖，倒入南瓜和山药、玉米糙，搅拌一会儿，使其散开。

④用小火续煮约20分钟，搅拌几下，关火后盛出煮好的杂粮粥即可。

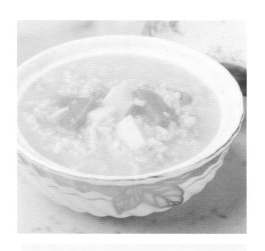

**功效** 燕麦是一种低糖、高营养、高能食品，可有效改善中老年人的血液循环。

# 花菜香菇粥

**材料** 西蓝花100克，花菜、胡萝卜各80克，大米200克，香菇、葱花各少许

**调料** 盐2克

**做法：**

①洗净去皮的胡萝卜切丁，洗好的香菇切成细条，洗净的花菜和西蓝花分别切成小朵。

②砂锅中注水烧开，倒入洗好的大米，用大火煮开后转小火煮40分钟。

③揭盖，倒入切好的香菇、胡萝卜、花菜、西蓝花，拌匀。

④续煮15分钟，放入盐，拌匀调味，盛入碗中，撒上葱花即可。

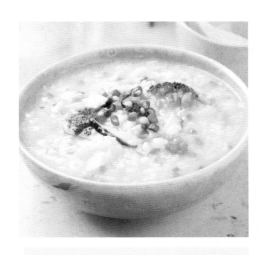

**功效** 香菇是适合春季食用的良好食材，可以增强中老年人的免疫力、保护肝脏、降血压。

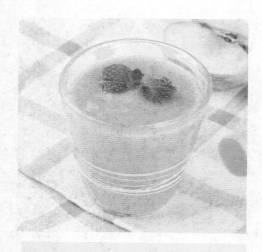

# 莴笋苹果豆奶

**材料**　莴笋60克，苹果80克，豆浆60毫升

**做法：**

①处理好的莴笋切成块。

②洗净的苹果去核，去皮，切小块，待用。

③备好榨汁机，倒入莴笋块、苹果块。

④倒入备好的豆浆。

⑤盖上盖，榨取果蔬豆奶。

⑥打开盖，将榨好的果蔬豆奶倒入杯中即可饮用。

**功效**　豆浆由黄豆制成，所含的卵磷脂能促进新陈代谢，防止细胞老化，还可防止色斑和暗沉。

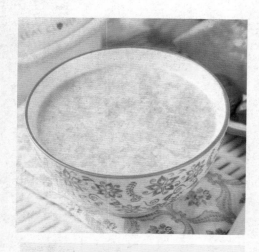

# 红枣南瓜豆浆

**材料**　红枣10克，豆浆500毫升，南瓜200克

**调料**　白糖10克

**做法：**

①蒸锅中注水烧开，放入红枣、切好的南瓜，用中火蒸15分钟至熟，取出。

②将蒸好的南瓜用刀压成泥状；红枣切开去核，切碎。

③砂锅中倒入豆浆，开大火，加入白糖，搅拌至溶化。

④加入红枣碎、南瓜泥，拌匀，略煮片刻至入味，关火后盛出即可。

**功效**　本品具有补肝肾、健脾胃、益心神的功效，春季食用有较好的滋补作用，其中红枣补血，南瓜养胃，搭配食用效果更佳。

# 春季多发病
# 与食疗方

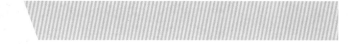

## 感冒

　　由冬入春，虽然整体气温升高，但早晚温差大，人很容易着凉，加上随着天气转暖，各种病毒细菌也随之活跃，所以春季感冒也是影响老年人健康的一大隐患。

### 预防感冒的关键营养素

　　【蛋白质】蛋白质是机体免疫防御功能的物质基础，保证其供给充足，可增强免疫力，预防感冒。中老年人平时可多摄取富含优质蛋白的食物，如鱼、牛奶、豆类及其制品等。

　　【维生素C】维生素C可增强机体对外界环境的抗应激能力和免疫力，适量补充维生素C可帮助老年人抵御因天气变化引起的感冒。

　　【维生素A】维生素A对呼吸道及胃肠道黏膜均有保护作用。人体内缺乏维生素A会降低人体的抗体反应，导致免疫功能下降，病菌、病毒等就会乘虚而入。老年人平时需适量食用胡萝卜、南瓜、芒果等富含维生素A的蔬果。

　　【锌】锌是人体内很多重要酶的构成成分，对生命活动有催化作用。其可提高免疫力，且对红细胞及胶原纤维等与免疫功能相关的组织都有重要的作用。

### 合理膳食，抵御感冒侵袭

　　【均衡饮食】营养均衡的饮食可使人对感冒的抵抗力明显增加。中老年人可根据"中国居民膳食宝塔"，均衡、合理地摄取谷物、蔬果、肉鱼蛋奶、食用油等。

　　【多吃新鲜蔬果】新鲜蔬果中含有丰富的水分、维生素和矿物质，经常食用能促进食欲，帮助消化，满足人体对维生素和矿物质的需求，增强抗病能力。

　　【多喝水】多饮水可使人体器官的乳酸脱氢酶活力增强，提高人体的抗病能力，还能保持鼻腔和口腔内黏膜湿润，预防感冒。

　　【忌食刺激性食物】刺激性强的食物，如辣椒、咖喱粉、胡椒粉等，会使呼吸道黏膜干燥、痉挛，引起鼻塞、呛咳等症。

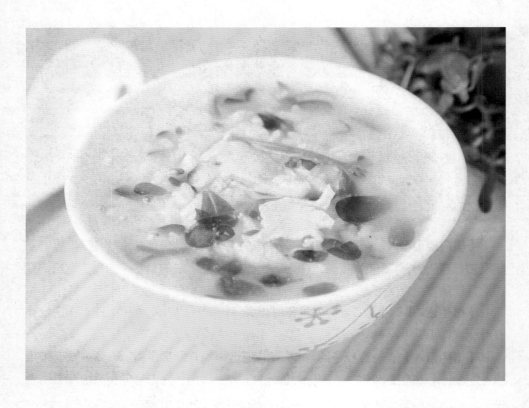

# 马齿苋生姜肉片粥

**材料** 水发大米120克，马齿苋60克，猪瘦肉75克，姜块40克

**调料** 盐、鸡粉各少许，料酒、芝麻油各4毫升，胡椒粉1克，水淀粉8毫升

**做法：**

①洗净的姜块切丝，洗好的马齿苋切段，备用。

②洗净的猪瘦肉切片，装碗，加盐、鸡粉、料酒、水淀粉，腌渍10分钟。

③砂锅中注水烧热，倒入大米，烧开后用小火煮约20分钟。

④倒入马齿苋，搅拌均匀，用中火煮约5分钟。

⑤倒入瘦肉、姜丝，加盐、鸡粉、芝麻油、胡椒粉，拌匀即可。

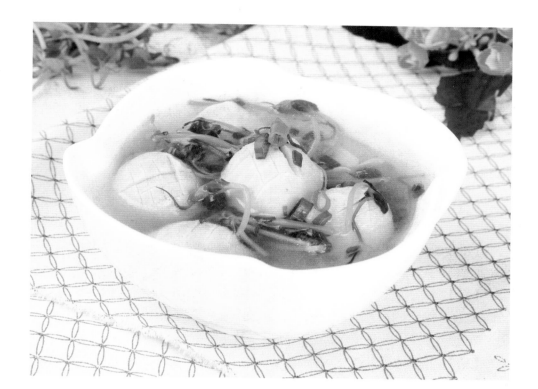

# 鱼丸豆苗汤

**功效** 豆苗有利尿、止泻、消肿、止痛和助消化等作用，可用于辅助治疗感冒等症。

**材料** 鱼丸75克，豆苗55克，葱花少许

**调料** 盐、鸡粉、胡椒粉各少许，芝麻油5毫升

**做法：**

①洗净的鱼丸对半切开，打上十字花刀，待用。

②砂锅注水煮开，倒入鱼丸，调大火煮约5分钟。

③往锅中倒入洗净的豆苗，拌匀。

④加入盐、鸡粉、胡椒粉、芝麻油，拌匀入味。

⑤关火后将煮好的汤盛入碗中，撒上葱花即可。

## 哮喘

哮喘是由多种过敏因素和非过敏因素作用于机体，引起的机体可逆性支气管平滑肌痉挛、黏膜充血水肿和黏液分泌增多等病理变化。春季，气温变化大，空气中常常弥漫花粉、霉菌，如再遇到紧张、兴奋或强烈情绪，以及受凉感冒等因素，自然极易发作。

### 预防哮喘的关键营养素

【维生素C】维生素C是参与各种代谢的重要物质，并有保护支气管上皮细胞、增强免疫力等功效，可有效预防因感冒等引起的哮喘发作。

【维生素D】有研究发现，缺少维生素D的哮喘患者的发病率要比其他人高出25%，适量补充维生素D有助于改善哮喘患者的肺功能。

【镁】研究表明，镁离子能缓解哮喘的机制主要有二：一是镁离子可影响神经肌肉兴奋性，对平滑肌有抑制作用，能降低支气管平滑肌的紧张度；二是镁离子可稳定细胞膜，抑制内源性致痉物质的释放，抑制其对气道平滑肌的收缩作用。

【硒】硒是谷胱甘肽过氧化物酶的活性成分，含硒的过氧化物酶有抑制脂质过氧化的作用。硒含量低于人体生理需要时，会导致过氧化物酶活性降低，抗脂质过氧化功能下降，导致哮喘发作。

### 合理膳食，预防哮喘发作

【保证饮食均衡】哮喘患者除了要适量补充蛋白质外，还需适量摄取维生素和矿物质，如维生素$B_6$、维生素C、维生素D、镁、硒等营养素。

【经常吃食用菌类】菌菇类食物能调节免疫功能，如香菇、蘑菇含香菇多糖、蘑菇多糖，可以减少支气管哮喘的发作。

【尽量避免饮食过敏】过敏体质者宜少食异性蛋白食物，以免诱发支气管哮喘。

【支气管哮喘患者的饮食宜清淡，少刺激】不宜过饱、过咸、过甜，且需忌食生冷、酒、辛辣等刺激性食物。

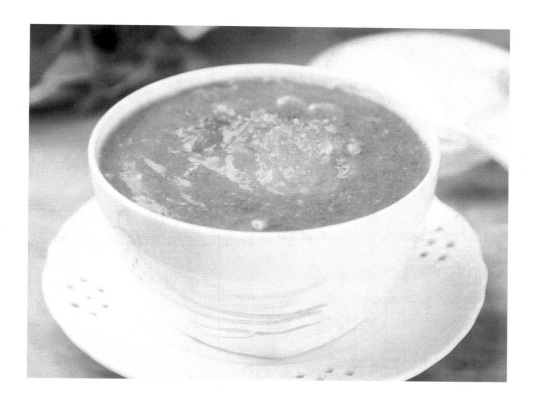

# 翡翠燕窝

| 功效 | 本品清淡、少刺激，适合老年慢性支气管炎患者食用，能调节免疫功能，减少支气管哮喘发作。

**材料**　鸡胸肉300克，鸡蛋1个，菠菜汁300毫升，水发燕窝少许

**调料**　盐、鸡粉、水淀粉、食用油各适量

**做法：**

①鸡蛋打开，取蛋清备用。

②洗净的鸡胸肉切块，再切成薄片，改切成细丝。

③把鸡肉丝装碗，加盐、鸡粉、水淀粉，腌入味。

④用油起锅，注入少许清水，倒入菠菜汁。

⑤放入鸡肉丝、燕窝，搅散，加入盐、鸡粉，拌匀调味。

⑥用大火煮约1分钟，倒入蛋清，搅拌匀。

⑦倒入水淀粉勾芡，拌煮至食材熟透，盛出即可。

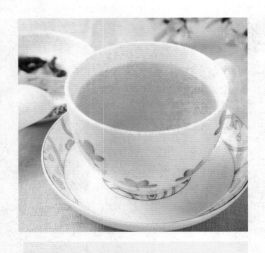

**功效** 此茶可调理肺气虚弱引起的慢性支气管炎、支气管哮喘、过敏性鼻炎等。

# 黄芪黄连茶

**材料** 黄芪、黄连各少许
**做法：**
①砂锅中注入适量清水烧开，倒入备好的黄连、黄芪。
②盖上盖，用小火煮约20分钟至其析出有效成分。
③揭开盖，搅拌均匀。
④关火后盛出煮好的药茶，滤入杯中即可。

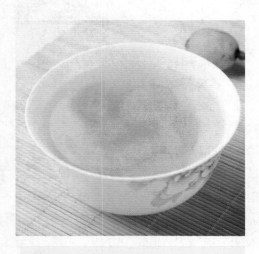

**功效** 枇杷含有维生素A、磷、铁、钙等营养成分，可以清肺胃热、降气化痰等。

# 枇杷糖水

**材料** 枇杷160克
**调料** 冰糖30克
**做法：**
①洗净的枇杷去除头尾，切开，去核，切成小瓣，去除果皮，备用。
②砂锅中注入适量清水烧开，倒入枇杷。
③盖上盖，烧开后用小火煮约10分钟。
④揭开盖，倒入冰糖，拌匀，煮至其溶化。
⑤关火后盛出煮好的糖水即可。

# 高血压

　　高血压是中老年人常见疾病之一，而春季是高血压的多发期。春季天气多变，人体血压容易因此而升高，血压波动较大，还会出现头痛、头昏、胸闷、失眠、心慌等症状。

## 预防高血压的关键营养素

　　【B族维生素】B族维生素可促进脂肪代谢和血液循环，维持血管健康，起到降低血压的作用。谷物类食物，鱼、豆类等食物中均含有丰富的B族维生素，中老年人平时可多补充。

　　【维生素C】维生素C是天然的抗氧化剂，可以清除体内多余的自由基对心脑的损害，降低血清胆固醇，增加血管的弹性与稳定性，有利于预防高血压。猕猴桃、柠檬、橙子、西蓝花、西红柿等都含有丰富的维生素C，中老年人平时可适当多吃一点。

　　【钾】钾能促进体内钠盐的排泄，稳定血压，对缓解由钠升高引起的血压升高有较好的预防效果。豆类、香菇、瘦肉、鱼、香蕉、桃等食物均含有丰富的钾。

　　【钙】研究表明，每日摄入的钙量增加100克，平均收缩压水平可下降1.5毫米汞柱，舒张压可下降1.3毫米汞柱，摄入的钙越多，血压就越低。可常食牛奶、黄豆、虾、大白菜等。

## 合理膳食，巧防血压升高

　　【适量补充优质蛋白质】高血压患者每日蛋白质的摄入量为每千克体重1克，病情控制不好或消瘦者，可增至1.2~1.5克。在这些蛋白质中，应有1/3来自优质蛋白，如牛奶、鸡蛋、猪瘦肉、鱼、豆类等。

　　【多吃新鲜蔬菜和水果】新鲜蔬果能为人体提供多种维生素、矿物质、纤维素及水分，有助于提高抵抗力，预防干燥上火。

　　【烹调多用植物油】尽量食用植物油，如豆油、菜籽油、玉米油、橄榄油等。

　　【掌握正确的喝水法】水能利尿，会带出体内多余的钠盐，进而降低血压。最好采取少量多次的方式，在睡前30分钟、半夜醒来以及清晨起床后喝大约120毫升的水。

　　【限制盐的摄入量】每日食盐量应在3~5克，避免食用高钠和加碱发酵食品。

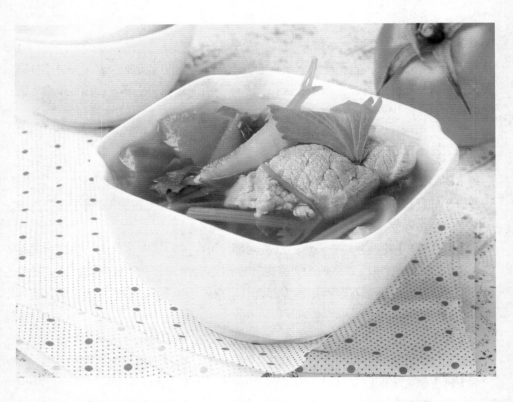

# 西红柿洋芹汤

**材料** 芹菜45克，瘦肉95克，西红柿65克，洋葱
75克，姜片少许

**调料** 盐2克

**做法：**

①洗净的洋葱、西红柿切块，芹菜切段，瘦肉切块。

②锅中注水烧开，放入瘦肉块，氽片刻，捞出。

③砂锅中注水烧开，倒入瘦肉块、洋葱块、西红
柿、姜片，拌匀。

④加盖，大火煮开后转小火煮1小时至熟。

⑤揭盖，放入芹菜段，续煮10分钟，加入盐。

⑥搅拌至入味，关火后盛出煮好的汤，装碗即可。

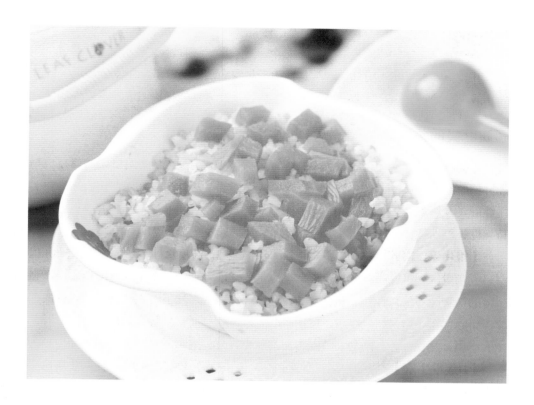

# 南瓜糙米饭

功效 糙米含有维生素B$_1$、维生素E、纤维素以及多种微量元素，中老年人常食对控制血压有帮助。

**材料** 南瓜丁140克，水发糙米180克

**调料** 盐少许

**做法：**

①取1个蒸碗，放入洗净的糙米，倒入南瓜丁。

②搅散，注入适量清水，加少许盐，拌匀，待用。

③蒸锅上火烧开，放入蒸碗。

④盖上盖，用大火蒸约35分钟，至食材熟透。

⑤关火后揭开盖子，待蒸汽散开，取出蒸碗。

⑥稍微冷却后即可食用。

## 肝炎

肝炎是肝脏炎症的统称，通常是指由多种致病因素使肝脏细胞受到破坏，肝脏的功能受到损害，引起身体一系列不适症状，以及肝功能指标出现异常的疾病。

### 预防肝炎的关键营养素

【辅酶Q₁₀】辅酶$Q_{10}$可抵抗实验性四氯化碳造成的肝损伤，对肝细胞修复、增加肝糖原的合成及增强肝脏对毒物的解毒能力均有一定作用。临床常用于治疗急、慢性肝炎及亚急性重型肝炎，也常用来提高暴发型肝炎和亚急性重型肝炎患者的非特异性免疫功能。

【维生素C】维生素C也是一种氧化还原剂，能直接改善肝功能，促进新陈代谢；大剂量应用可提高体液免疫力，促进抗体形成，加强白细胞的吞噬作用，增强机体的抗病能力，减轻肝脏脂肪变性，促进肝细胞的修复、再生和肝糖原的合成，改善新陈代谢，增强利尿作用，促进胆红素排泄，从而起到解毒、退黄、恢复肝功能的作用。此外，还有结合细菌内毒素的能力，减少内毒素对肝脏的损害。

【B族维生素】B族维生素对促进消化、保护肝脏和防止脂肪肝有重要作用。其中，维生素$B_2$是肝脏降解化学物质酶的辅助因子，可抑制某些化学物质诱发的肝细胞癌。

【钙和镁】肝病患者随肝功能损害的加重其血钙、血镁水平随之下降，二者呈一致性。因此，血钙、血镁水平能反映肝功能损害的程度，并且血钙、血镁在机体的生理过程中发挥着重要作用，故应重视纠正低钙、低镁血症。

### 合理膳食，巧防肝炎

【合理饮食】要低脂肪、低糖、高营养、高维生素饮食，注重一日三餐的合理搭配，软硬适宜、清淡饮食，禁酒等。

【增加蛋白质的摄入量】蛋白质是维持人类生命活动的重要营养素，病情好转的肝炎患者可适量摄取优质蛋白质和营养价值高的食物，如牛奶、鱼、豆制品等。

【不宜多食用罐头食品、油炸及油煎食物、方便面和香肠】此类食物中的防腐剂、色素等会加重肝脏代谢及解毒的负担。

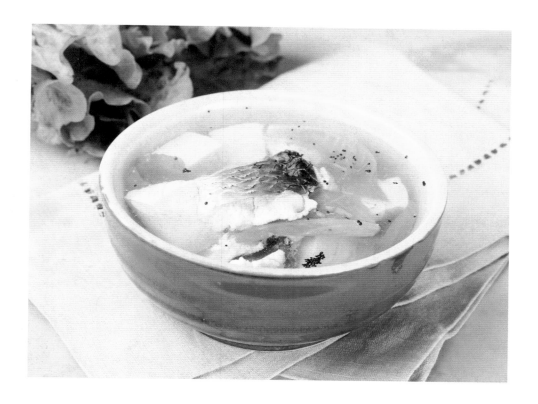

# 青葙子鱼片汤

**功效** 此汤有宁神益智的作用，适合劳心过度、内有火热、面色潮红、眩晕耳鸣、疲乏健忘者食用。

**材料** 豆腐80克，生菜50克，草鱼肉65克，青葙子7克

**调料** 盐、鸡粉、白胡椒粉各2克

**做法：**

①备好的豆腐切成条，再切块。

②处理好的草鱼片成片儿。

③砂锅中注入适量清水大火烧开。

④倒入青葙子、豆腐，搅拌匀。

⑤盖上锅盖，煮开后转小火煮20分钟。

⑥掀开锅盖，放入生菜、草鱼肉片。

⑦加盐、鸡粉、白胡椒粉，续煮5分钟至入味，盛出即可。

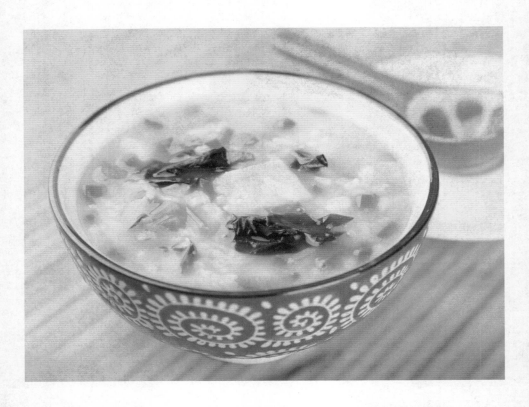

# 山药蔬菜粥

**材料** 山药70克，胡萝卜65克，菠菜50克，水发大米150克

**做法：**

①洗净去皮的山药切块，胡萝卜切粒，菠菜切小段，备用。

②砂锅中注水烧开，倒入洗净的大米，搅拌匀。

③盖上盖，烧开后用小火煮约30分钟。

④揭开盖，倒入切好的胡萝卜、山药，拌匀。

⑤放入菠菜，烧开后用小火再煮约5分钟至熟透，盛出即可。

## 类风湿性关节炎

类风湿性关节炎是一种以关节病变为主的慢性全身自身免疫性疾病。本病多为一种反复发作性疾病，致残率较高，预后不良，目前还没有很好的根治方法。

### 预防类风湿性关节炎的关键营养素

【硅】硅在结缔组织、软骨形成中是必需的，硅能将黏多糖互相联结，并将黏多糖结合到蛋白质上，形成纤维性结构，从而增加结缔组织的弹性和强度，维持结构的完整性；硅参与骨的钙化作用，在钙化初始阶段起作用，食物中的硅能增加钙化的速度，尤其当钙摄入量低时效果更为明显。

【Ω-3脂肪酸】研究表明，体内Ω-3脂肪酸的多少影响着关节炎酶的活性，如果体内Ω-3脂肪酸含量增多，关节炎酶的活性便会降低，从而缓解关节炎。

【氨基葡萄糖】氨基葡萄糖有助于修复受损软骨，刺激新软骨的生成，改善发炎症状，舒缓关节疼痛、僵硬及肿胀。此外，还可制造蛋白多糖润滑关节，缓解骨关节摩擦疼痛。

### 合理膳食，巧防类风湿性关节炎

【饮食宜清淡】风湿性关节炎患者常受病痛折磨，又长期以药物为伴。病发作时，更是茶饭不思，故饮食宜清淡。其一可以保持较好的食欲，其二可以保持较好的脾胃运化功能，以增强抗病能力。

【要少食含酪氨酸、苯丙氨酸和色氨酸的食物】牛奶、羊奶等奶类和花生、巧克力、小米、干酪、奶糖等含有酪氨酸、苯丙氨酸和色氨酸的食物，能产生致关节炎的介质前列腺素、白三烯、酪氨酸激酶自身抗体及抗牛奶IgE抗体等，易致过敏而引起关节炎加重、复发或恶化。

【少食肥肉、高动物脂肪和高胆固醇食物】这些食物可抑制T淋巴细胞功能，易引起关节疼痛、骨质脱钙疏松与关节损坏。

【少食甜食】因其糖类易致过敏，可加重关节滑膜炎的发展，引起关节肿胀等，故少食甜食。

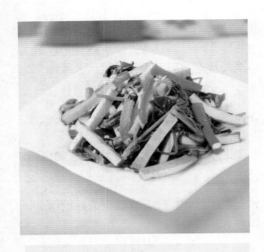

**功效** 风湿性关节炎患者常受病痛折磨，长期以药物为伴，故饮食宜清淡，适合食用本品。

# 豌豆苗拌香干

**材料** 豌豆苗90克，香干150克，彩椒40克，蒜末少许

**调料** 盐、鸡粉各3克，生抽4毫升，芝麻油2毫升，食用油适量

**做法：**

①洗好的香干切条，洗好的彩椒切成条。

②锅中注水烧开，倒入食用油、1克盐、1克鸡粉、香干、彩椒，煮半分钟。

③加入豌豆苗，煮至断生，捞出。焯好的食材装入碗中，放入蒜末、生抽、2克鸡粉、2克盐。

④淋入芝麻油，用筷子搅拌均匀，盛出，装入盘中即可。

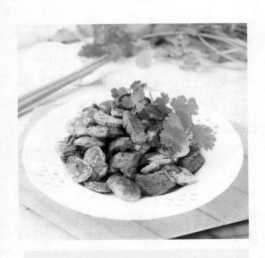

**功效** 花豆含有蛋白质、维生素B$_1$、维生素B$_2$、钙等营养成分，具有健脾壮肾、增强食欲、抗风湿等作用。

# 花豆炖牛肉

**材料** 牛肉160克，水发花豆120克，姜片少许

**调料** 盐2克，鸡粉3克，料酒6毫升，生抽4毫升，食用油适量

**做法：**

①将洗净的牛肉切条，改切块。

②锅中注入清水烧开，放入牛肉，汆去血水。

③把牛肉捞出，沥干水分，装盘，待用。

④姜片入油锅爆香，倒入牛肉，炒匀，加料酒、生抽、清水、花豆、盐。

⑤加盖，大火烧开后再转小火炖2个小时。

⑥揭盖，加鸡粉，炒匀，盛出装盘即可。

# 老年慢性支气管炎

老年慢性支气管炎（简称"老慢支"）是威胁中老年人健康的常见病、多发病，任何季节都可以发病，以冬春季最为常见。咳嗽咳痰伴有气喘是老年慢性支气管炎的主要症状。

## 预防老年慢性支气管炎的关键营养素

【维生素A】维生素A具有保护呼吸道黏膜和呼吸器官上皮细胞的功能，如果缺乏会影响支气管上皮细胞的防御能力。富含维生素A的食物有鱼肝油、蛋黄、牛奶、胡萝卜、菠菜、大白菜、西红柿等。

【维生素C】维生素C具有保护支气管上皮细胞、减少毛细血管通透性、参与形成抗体、促进创面愈合等作用。富含维生素C的食物有柚子、橙子、猕猴桃、草莓、绿叶蔬菜等。

【蛋白质】蛋白质不足会影响受损的支气管黏膜的修复，体内抗体和免疫细胞的形成以及机体的新陈代谢活动。中老年人春季饮食中宜保证足够的蛋白质供给。

## 合理膳食，预防老年慢性支气管炎

【适量补充蛋白质】鸡蛋、猪瘦肉、鱼等食物中含有丰富的优质蛋白质，中老年人可选择适量补充。

【多吃新鲜蔬果】新鲜蔬果中含有多种维生素，有助于增强中老年人的免疫力。在春季宜多吃苹果、橙子、枇杷、大白菜等。

【根据体质选择食物】体质寒凉者宜用生姜、韭菜等温热性食物；体质属热者用茼蒿、萝卜、梨等；体虚者可用枇杷、百合、蜂蜜等。

【多食清咽化痰的食物】雪梨、银耳、白果、百合等食物有化痰止咳的功效，可多食。

【多饮水】大量饮水可稀释痰液并利于其排出，改善感染症状。

【忌食生冷、刺激性食物】生冷瓜果、冰激凌、辣椒等食物都容易增加痰液黏度，伤及肺阴。

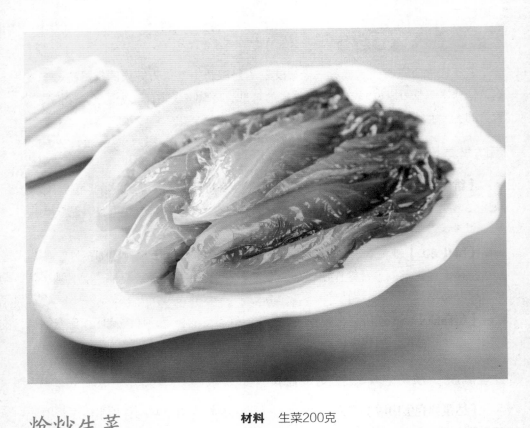

# 炝炒生菜

**功效** 生菜有利五脏、通经脉的功效，还能降低胆固醇、清燥润肺，对慢性支气管炎有食疗作用。

**材料** 生菜200克

**调料** 盐、鸡粉各2克，食用油适量

**做法：**

①将洗净的生菜切成瓣。

②把切好的生菜装入盘中，待用。

③锅中注入适量食用油，烧热。

④放入切好的生菜，快速翻炒至熟软。

⑤加入盐，翻炒均匀。

⑥再放入鸡粉，炒匀。

⑦将炒好的生菜盛出，装入盘中即可。

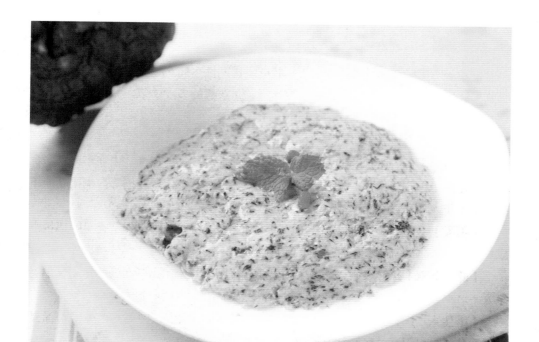

# 灵芝蒸肉饼

**功效** 灵芝具有止咳化痰、宁心安神、补养气血等功效，可辅助治疗慢性支气管炎。

**材料** 猪肉末250克，灵芝末8克

**调料** 盐、鸡粉各1克，水淀粉少许，食用油适量

**做法：**

①在猪肉末中加入盐、鸡粉、水淀粉，拌匀。

②倒入灵芝末，拌匀，淋入食用油，搅拌匀。

③将拌好的肉末倒在盘中，压成饼状，待用。

④蒸锅中注入适量清水烧开，把肉饼放入蒸锅。

⑤用大火蒸15分钟至熟，取出即可。

## 胃及十二指肠溃疡

胃及十二指肠溃疡是以胃和十二指肠壁呈周期性疼痛、嗳气、泛酸等为主要症状的慢性疾病。春季天气寒凉，气温变化大，是该病的多发季节。

### 预防胃及十二指肠溃疡的关键营养素

【蛋白质】蛋白质有助于修复受损的组织，促进溃疡面愈合。中老年人宜多食用易消化的蛋白质食物，如鸡蛋、豆浆、豆腐、鸡肉、鱼肉、瘦肉等。消化功能不好的中老年人利用豆类食物补充蛋白质时，需煮软后再食用。

【糖类】糖类既不抑制胃酸分泌，也不刺激胃酸分泌，可以保证充足的热量供应。中老年人平时宜食杂粮粥、面条等食物。

【胡萝卜素】研究表明，胡萝卜素可能有预防胃及十二指肠溃疡的作用。中老年人平时可通过多食用南瓜、胡萝卜、西蓝花等食物摄取胡萝卜素。

【维生素E】维生素E可保护胃肠黏膜，帮助溃疡愈合，中老年人平时可通过食用适量坚果、玉米、鱼肝油等摄取。

### 合理膳食，远离胃及十二指肠溃疡

【应选择易消化，有足够热量，且含有丰富蛋白质和维生素的食物】营养充足能够改善全身状况，促进溃疡愈合。

【少量多餐、定时定量】一般每餐不宜过饱，以正常食量的2/3为宜，每日进餐4~5次，可维持胃液分泌和正常生理功能。

【细嚼慢咽】细嚼慢咽，将食物磨碎并使其与唾液充分混合，有助于消化，减轻胃的负担。

【减少食物对胃及十二指肠的刺激】宜多食质软、易消化的食物，烹调以蒸、煮、炖、烧、烩、焖等为主，不宜采用干炸、油炸、腌腊、滑熘等方法。

【饮食宜清淡爽口】烹调时应限制使用辛辣、浓烈的调味品，且减少食盐、糖的使用量。

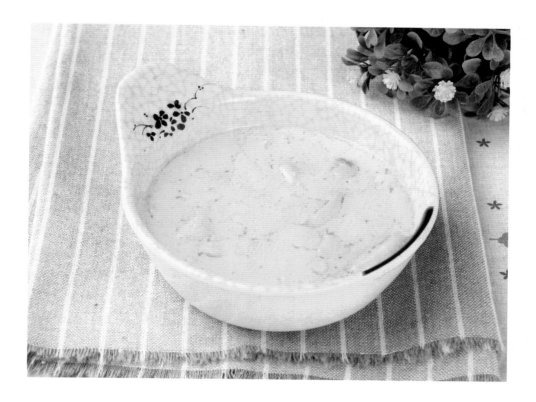

# 鳕鱼蒸蛋

**功效** 鸡蛋和鳕鱼均是富含蛋白质的食材，有助于修复受损的组织，促进溃疡面愈合。

**材料** 鳕鱼100克，蛋黄50克

**做法：**

①处理好的鳕鱼去皮，切厚片，切条，再切丁。

②取1个碗，倒入蛋黄、清水，拌匀，制成蛋液。

③再取1个碗，倒入鳕鱼丁、蛋液，用保鲜膜封好口，待用。

④电蒸锅注水烧开，放入食材，蒸10分钟至熟。

⑤将蒸好的食材取出，再撕去保鲜膜，即可食用。

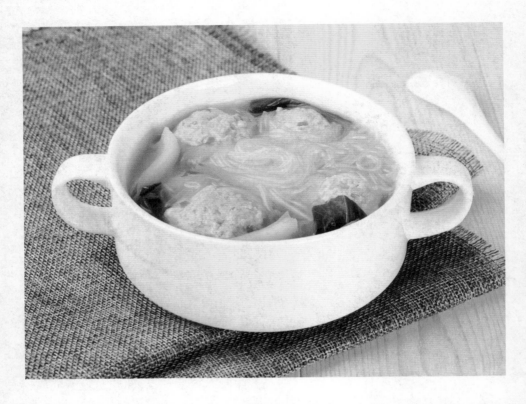

# 肉丸小白菜粉丝汤

功效 上海青也是小白菜的一种，有保护皮肤、润肠通便的作用，还可改善胃溃疡。

**材料** 猪肉末100克，鸡蛋液、粉丝各20克，上海青50克，葱段12克

**调料** 盐2克，水淀粉5毫升，生抽6毫升

**做法：**

①洗净的上海青去根部，切段；洗好的葱段切末。

②粉丝装碗，加开水，稍烫片刻。

③猪肉末装碗，加入葱末、鸡蛋液、1克盐，拌匀。

④倒入水淀粉、3毫升生抽，拌匀，腌渍5分钟至入味。

⑤将腌好的肉末挤成数个丸子，装盘。

⑥锅中注水烧开，入肉丸，煮开后转小火煮至熟。

⑦放入上海青、粉丝，略煮后加入1克盐、3毫升生抽，拌匀调味，盛出即可。

Part

# 3

## 中老年人夏季
## 养生与防病饮食

## 夏季养心清火

# 解暑气

随着夏天的到来，气温逐渐上升，人体的阳气也开始旺盛起来，形成阳气外发、阴气在内的生理状态。此时要顺应自然，注意养生，通过饮食进行"清"补，可宣发体内阳气，对中老年人防病健身、延年益寿大有裨益。

## 夏季饮食调养原则

| | |
|---|---|
| 多吃养心去火的食物 | 夏季天气炎热，高温不仅给人带来身体不适，人的情绪也常常受影响，变得烦躁、苦闷、易怒，这是由于气温过高引发的心火旺盛所致。中老年人若情绪波动太大，容易导致血压升高、心律失常甚至猝死等现象。因此夏季宜常食一些养心去火的食物，如茯苓、莲子、百合、藕粉、鸭肉、苦瓜、西瓜等，不仅清热祛暑，还能安神宁志。 |
| 多吃富含钾的食品 | 夏天人体出汗比较多，人体中的钾离子随汗液的流失而减少，人们常常出现倦怠无力、气虚体乏、食欲不振、头晕等现象。为此，可多补充一些富含钾的新鲜蔬菜，如大葱、卷心菜、西蓝花等，也可适量吃些草莓、荔枝、李子等水果。 |
| 科学补充水分 | 夏季中老年人受天气影响，水分流失比较多，不仅易造成脱水、中暑等现象，还容易增加血液黏稠度，增加患上心脑血管疾病的风险，对中老年人健康尤为不利。因此，中老年人应注意及时补充水分，应采取少量多饮的方法，每日要补充2500毫升左右的水，以温开水或淡盐水为佳。也可以适量喝些清热解暑的冷饮，如绿豆汤、酸梅汤、菊花茶等，不但可以解渴祛暑，还可以增加中老年人的食欲。 |

| 多吃<br>新鲜蔬菜 | 新鲜蔬菜是夏季饮食不可或缺的一部分。它可以为人体提供丰富的维生素C、矿物质、膳食纤维和水分，有降糖、降压、降脂等功效，还能生津止渴、润肠通便，对中老年人身体健康十分有益。中老年人可常吃些黄瓜、丝瓜、南瓜、苦瓜等富含维生素C的蔬菜，增强人体免疫力。还可以适当吃些有"杀菌"功效的蔬菜，如大蒜、韭菜、洋葱等。 |
| --- | --- |
| 注意<br>饮食卫生 | 夏季天气炎热，较高的温度和湿度加快了微生物的繁殖速度，食物容易腐败变质，易引发细菌性食物中毒和肠道传染病。因此，中老年人应高度注意饮食卫生，谨防食物中毒。蔬菜水果一定要清洗干净再吃，肉类食品要注意保鲜防腐。日常膳食最好现做现吃，厨房用具记得及时清洁和消毒。外出就餐，宜选择卫生条件好、有食品卫生许可证的餐厅，少去路边摊。 |

## 夏季食补秘诀

夏季天气炎热，暑气侵袭，人们在夏季常会出现各种不适症状，体质较差的中老年人尤其如此。中老年人在"清补"的饮食基础上，根据自身情况适当进补，有助安然度过"苦夏"。

| 脾虚者 | 宜选择赤豆、薏米、冬瓜、百合、绿豆等食物。 |
| --- | --- |
| 食欲不振者 | 可多吃些苦味食物，如苦瓜、莴笋、芹菜、杏仁、苦菜。 |
| 湿气内滞者 | 可常吃清热利湿的食物，如薏米、黄瓜、黄花菜、黑木耳、西红柿、山药等。 |
| 消化不良者 | 宜适量吃些大麦、扁豆、白菜、豆芽、西红柿、猕猴桃。 |
| 血压升高者 | 宜多吃绿叶蔬菜，如菠菜、上海青、小白菜、生菜、西蓝花等，少吃油腻辛辣的食物，出汗后及时补充水分。 |

## 夏季养生宜食食物

夏属火，其气热，通于心，即夏季心气最为旺盛。心气包括心阳和心阴，心阳即心的阳气，若心阳虚，可出现心悸气短、精神萎靡甚至大汗淋漓、四肢厥冷等症状；心阴与心阳相对而言，表现为五心烦热、心慌、咽干、失眠、脉细数等。夏季心阳最为旺盛，而夏热却会耗伤心阴，故应注意滋养心阴。夏季暑邪当令，人们要多去户外活动，使体内阳气能够向外宣通开发。反之，如阳气散发不出去就会损伤心阴，出现阴虚火旺现象。

暑为夏季六节气的主气，为火热之气所化，独发于夏季六节气。暑邪侵入人体，常使腠理开而多汗，汗出过多导致体液减少，此为伤津的关键，津伤后，即见口渴好饮、唇干口燥、大便干结、心烦闷乱等病。如果不及时治疗，开泄太过，则伤津会进一步发展，超过一定限度就必将耗伤元气，此时便出现身倦乏力、短气懒言等一系列阳气外越的症状，甚至会猝然昏倒、不省人事而导致死亡。

夏天气温高，人体新陈代谢旺盛，消耗也大，更容易感到疲劳。保证充足的睡眠，可使大脑和身体各部分得到充分休息，既利于工作和学习，也能滋养心阴，但睡觉时应注意不要对着空调的出风口或电风扇。

夏天宜清补，多食滋阴清热的时令蔬菜、新鲜水果，如生菜、黄瓜、西红柿、西瓜、甜瓜等，用来补充水分。另外，乳制品既能补水，又能满足身体对营养的需要。此外，不要等口渴了才喝水，因为口渴表示身体已经缺水了。最好是根据气温的高低，每天喝1.5~2升水。出汗较多时可饮用一些盐水，弥补人体因出汗而失去的盐分。而且夏季人体易缺钾，使人感到疲倦，茶水含钾，是极好的消暑饮品。

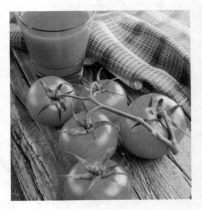

### 养心安神，维持机体功能的有序进行

在四季中夏天属火，通于心，且心也为火脏，此时正是"两火相逢"，故夏季最易扰动心神，从而出现心神不宁、失眠多梦、心烦气躁等症状，所以夏季养生应注意养心安神。《黄帝内经》中指出："静则神藏，躁则消亡。"若心神正常，机

体各部分的功能就能互相协调，互为补益，则身体安康；若心神不宁，机体各部分功能会发生紊乱，从而发生疾病。

在夏季，人容易心火过旺，因此饮食应清淡，多食清心泻火、养心安神的食物，如柏子仁、阿胶、莲子、猪心、丝瓜、桂圆肉、百合等。

## 夏季养心安神的 3 种方法

**1 足浴**

足浴是消除脚部肿胀、疏解足部和心脏压力最好的方法。在温水盆里滴入五六滴纯精油，放松心情，将双脚浸入水中，水的高度要盖过足踝。每日1次，每次浸泡的时间至少15分钟。

**2 泡浴**

泡浴是最放松的芳香疗法，可促进生理与心理两方面的功能。泡浴最好选用温水浴，水温在32~40℃，滴八九滴纯精油，心情会舒缓、愉悦。

**3 屈指**

使用屈指通心法利用经络来护心。采用自然站姿或坐姿，身体放松，一手握拳，小指伸直，其余四指握拢，小指用力向掌心屈伸80次，两手交替。可以刺激神经系统，强心健脑。

## 夏季养心安神食材 TOP 5

### 柏子仁

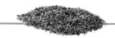

柏子仁是一味常用的养心安神良药，性平、味甘，归心、肾、大肠经，具有养心安神、润肠通便的功效。柏子仁与酸枣仁、猪心炖汤食用，可有效治疗失眠；与麻子仁、核桃共磨成粉，用蜂蜜拌成丸服用，可治疗习惯性便秘；与五味子、牡蛎煎汤食用，可治疗阴虚盗汗；与大枣、小米煮粥同食，可养心安神，改善心烦失眠、心悸等症状。

## 阿胶

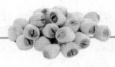

阿胶性平，味甘，归肺、肝、肾经。阿胶为补血止血、滋阴安神的良药，临床上常用于血虚萎黄、眩晕心悸、肌痿无力、心烦失眠、肺燥咳嗽、胎动不安、便血、吐血、崩漏等症，是年老体弱、贫血者的滋补佳品。长期服用阿胶，还可滋养皮肤、防衰抗老。阿胶与鸡蛋黄、黄连煮汤食用，可治疗心烦失眠、面色苍白症状。

## 莲子

莲子具有养心安神、固精止带等功效，主治遗精、滑精、腰膝酸软、食欲不振、脾虚泄泻、虚烦、心悸失眠等症。此外，莲子还有防癌抗癌、降低血压的作用。莲子与山药、芡实做成糊当主食食用，可治疗小儿久泻、老年人慢性腹泻；与百合煮汤食用，可清心安神；与红枣煮汤食用，可促进血液循环、增进食欲。

## 猪心

猪心含有蛋白质、脂肪、钙、磷、铁、维生素$B_1$、维生素$B_2$、维生素$B_3$以及维生素C等营养成分，具有补虚、安神定惊、养心补血的功效，主治心虚多汗、自汗、惊悸恍惚、失眠多梦等症。猪心与酸枣仁、桂圆肉炖汤食用，可养心安神，治疗心律失常；与丹参、玉竹炖汤食用，可治疗冠心病；与莲子、茯神炖汤食用，可辅助治疗神经衰弱。

## 丝瓜

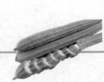

丝瓜性凉，味甘，归肝、胃经。丝瓜有清暑凉血、解毒通便、祛风化痰、润肌美容、通经络、行血脉、下乳汁、调理月经不调等功效，还能用于治疗热病、身热烦渴、痰喘咳嗽、肠风痔漏、崩漏带下、血淋、痔疮痈肿、产妇乳汁不下等病症。适宜月经不调、身体疲乏、痰喘咳嗽、产后乳汁不行的妇女食用。丝瓜与百合清炒食用，可清心泻火。

防暑避邪，解除疲劳免暑毒

　　暑乃夏季的主气，其性质和致病特点包括：暑为阳邪，性炎热，暑邪伤人，多出现高热、心烦、多汗等阳热症状；暑性升散，扰神伤津耗气；暑邪侵犯人体，可致口渴、唇干、尿少等；暑多挟湿，夏季不仅气候炎热，而且多雨潮湿，故也常见困倦、胸闷、恶心等症状。由此可见，夏季防暑避邪很重要。

### 夏季避暑四注意

| | |
|---|---|
| 运动时皮肤不宜过露 | 赤膊只有在皮肤温度高于环境温度时，才能通过传导散热起到降温的作用。而酷暑之日，最高气温接近或超过37℃，皮肤不但不能散热，反而会吸收热量，因而夏季赤膊会感觉更热，而且在强烈的紫外线照射下还会引起皮肤病。 |
| 吹空调应慎防空调病 | 夏天本来应该是热烈、奔放，使皮肤开泄、出汗的季节，但是为了避暑，很多人把空调开得很大，温度降得很低，就造成了所谓的空调病。我们知道，夏季人的汗毛孔、腠理是开泄的，这么一弄就容易使邪气深入，中医讲的"虚邪贼风"这时候就会乘虚而入，所以有些人会出现落枕、面瘫，甚至一些老年人会出现脑卒中，都是受寒、风、湿邪气引起的。 |
| 多吃消暑解毒食材 | 清心、消暑、解毒，避免暑毒，常用的药材、食材有淡竹叶、金银花、绿豆、西瓜、莲藕、豆腐、苦瓜、海带等。 |
| 养成午睡习惯 | 午觉不可"偷工减料"。因夏季日长夜短，气温高，人体新陈代谢旺盛，能量消耗也大，容易感觉疲劳。而夏季午睡可使大脑和身体各系统都得到放松，也是预防中暑的措施之一。要远离塑料凉席。夏季的夜晚，有的人图凉快，睡在塑料凉席上，这是很不科学的。由于塑料制品的透气性差，不能吸汗，水分滞留，不易蒸发，不但影响睡眠，而且危害健康。 |

## 夏季防暑避邪食材 TOP 4

### 淡竹叶

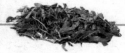

淡竹叶是夏季防暑滋阴的常用药，性寒，味甘，归肝、肾、膀胱经，有清热泻火、清心除烦、利尿通淋的功效，主治心火亢盛、心烦失眠、暑湿泻痢、肺热咳嗽等。淡竹叶与马齿苋、黄檗煎汁服用，可治疗湿热痢疾；与沙参、大米煮粥食用，具有滋阴润肺、清心火、利小便、除烦热的功效，适合夏季防暑食用。

### 金银花

金银花性寒，味甘，归肺、心、胃经。其具有清热解毒的功效，常用来治疗温病发热、热毒血痢、痈疡、痔疮等病，在体外对多种细菌均有抑制作用。一般而言，对沙门氏菌属作用较强，尤其对伤寒及副伤寒杆菌在体外有较强的抑制作用。金银花能减少肠道对胆固醇的吸收。金银花与西瓜、绿豆煮汤食用，可清热防暑；与野菊花煎汁饮用，可清热解毒。

### 绿豆

绿豆性凉，味甘，归心、胃经。绿豆具有清热解毒、消暑止渴、利水消肿的功效。常服绿豆汤对接触有毒、有害化学物质而可能发生的中毒有一定的防治效果。绿豆还能够防治脱发、使骨骼和牙齿坚硬、帮助血液凝固。与莲子、薏米煮汤食用，可预防中暑；与百合同食，可解渴润燥；与蒲公英同食，可清热解毒、利尿消肿。

### 西瓜

西瓜性寒，味甘，归心、胃、膀胱经。西瓜是夏季解暑的佳品，含糖、维生素$B_1$、维生素$B_2$、维生素C以及钙、铁、磷等矿物质和有机酸等成分。西瓜有清热解暑、除烦止渴、降压美容、利水消肿等功效。西瓜与绿茶、薄荷一同煎水饮用，可提神醒脑、振作情绪；与冬瓜榨汁饮用，可治疗暑热烦渴、尿浊等症。

# 夏季
# 食谱推荐

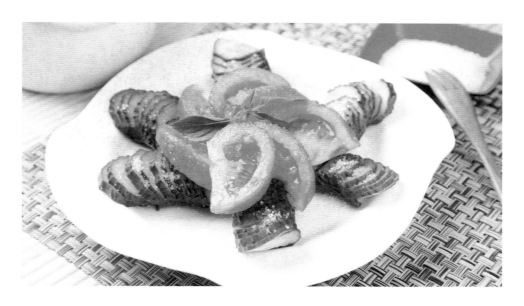

## 茄汁黄瓜

**功效** 黄瓜有清热利湿、解毒消肿、生津止渴的功效，尤适宜在夏季食用。

**材料** 黄瓜120克，西红柿220克

**调料** 白糖5克

**做法：**

①洗净的西红柿表皮划上十字刀。

②锅中注水烧开，放入西红柿，稍用水烫一下，关火后将西红柿捞出，装盘中，剥去西红柿的表皮。

③将黄瓜放在砧板上，旁边放置一支筷子，切黄瓜但不完全切断。

④用手稍压一下，使其片状呈散开状，将切好的黄瓜摆放在盘子中备用。

⑤将西红柿切成瓣，摆放在黄瓜上面，撒上白糖即可食用。

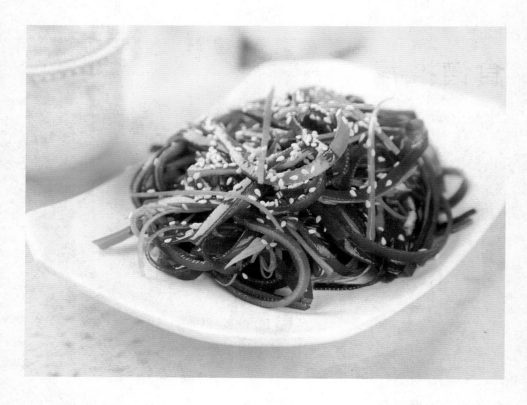

## 蒜泥海带丝

**材料** 水发海带丝240克，胡萝卜45克，熟白芝麻、蒜末各少许

**调料** 盐2克，生抽4毫升，陈醋6毫升，蚝油12克

**做法：**

①将洗净去皮的胡萝卜切薄片，再切细丝，备用。

②锅中注水烧开，放入海带丝，用大火煮约2分钟，捞出，沥干待用。

③取1个大碗，放入焯好的海带丝，撒上胡萝卜丝、蒜末。

④加入盐、生抽，放入蚝油，淋上陈醋，搅拌均匀，至食材入味。

⑤另取1个盘子，盛入拌好的菜肴，撒上熟白芝麻即成。

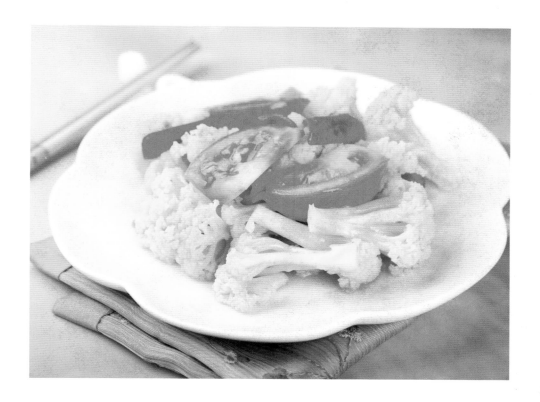

# 西红柿炒花菜

西红柿含有大量的钾，有助于尿液的形成，帮助排出体内热量，从而达到消暑降温的效果。

**材料** 花菜250克，西红柿120克，红椒10克

**调料** 盐、鸡粉各2克，白糖4克，水淀粉6毫升，食用油适量

**做法：**

①洗净的花菜切小朵，洗好的西红柿切小瓣。

②洗净的红椒切开，去籽，切成片。

③锅中注水烧开，倒入花菜，淋入食用油，煮至断生，放入红椒，拌匀，略煮，捞出焯好的材料，沥干水分。

④用油起锅，倒入焯好的材料，放入西红柿，用大火快炒。

⑤加入盐、鸡粉、白糖、水淀粉，炒至入味，盛出即成。

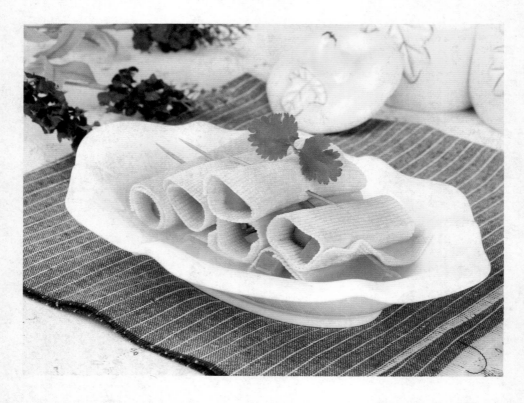

# 豆腐皮卷

**材料** 油豆腐皮150克，去皮芦笋80克，去皮胡萝卜70克，素高汤150毫升

**调料** 盐、鸡粉各1克

**做法：**

①洗净去皮的胡萝卜切成2段，再切成条；洗净去皮的芦笋并排放好，切成均等的3段。

②洗好的油豆腐皮摊开，从中间切开，重叠再从中间切开，最后一次重叠从中间切成方形油豆腐皮。

③取1张油豆腐皮，放上1根胡萝卜条和1根芦笋段，卷起油豆腐皮，用牙签固定好，装盘待用。

④锅置火上，倒入素高汤、油豆腐皮卷，加盐、鸡粉，大火煮10分钟。

⑤关火，盛出豆腐皮卷，淋入汤汁即可。

# 肉末青茄子

**材料** 青茄子280克，肉末80克，葱段、蒜末各少许

**调料** 盐、鸡粉各3克，水淀粉、生抽各5毫升，食用油适量

**做法：**

①洗净的青茄子去柄，对半切开，切成若干瓣，切成小块。

②热锅注油烧热，倒入肉末，翻炒一会儿，炒至转色。

③加葱段、蒜末，爆香，入青茄子，炒匀。

④加生抽、50毫升的清水，炒匀。

⑤加入盐，搅拌片刻，加盖，小火焖煮5分钟至软。

⑥揭盖，加入鸡粉、水淀粉，充分拌匀至收汁入味，关火后将菜肴盛出，装盘中即可。

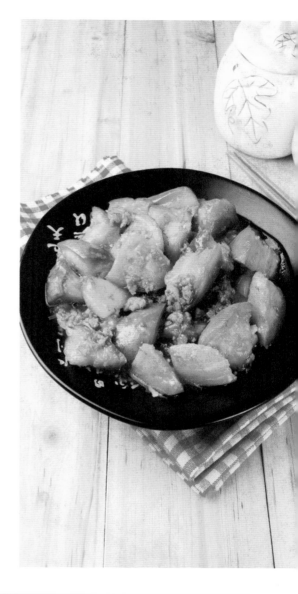

**功效** 青茄子含有丰富的维生素E、维生素P等营养素，有抗衰老的作用，尤其适合中老年人食用。

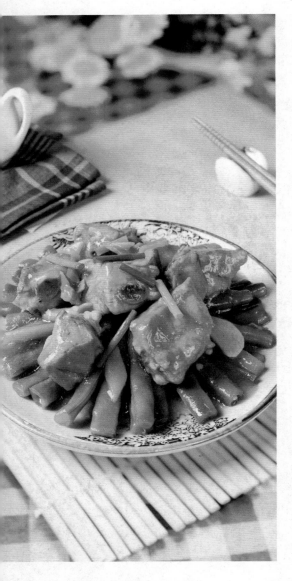

# 四季豆烧排骨

**材料** 去筋四季豆200克，排骨300克，姜片、蒜片、葱段各少许

**调料** 盐、鸡粉各1克，生抽、料酒各5毫升，水淀粉、食用油各适量

**做法：**

①洗净的四季豆切段，沸水锅中倒入洗好的排骨，汆去血水及脏污。

②捞出汆好的排骨，沥干水分，装入盘中，待用。

③热锅注油，倒入姜片、蒜片、葱段，爆香，倒入汆好的排骨，炒匀。

④加入生抽、料酒，将食材翻炒均匀，注入适量清水，拌匀，倒入四季豆，炒匀。

⑤加盖，用中火焖15分钟，至熟软入味。

⑥揭盖，加入盐、鸡粉，炒匀。

⑦用水淀粉勾芡，将食材炒至收汁，关火后盛出菜肴，装盘即可。

**功效** 四季豆含有丰富的B族维生素，夏季食用可调和脏腑、益气健脾、消暑化湿。

# 炙烤鲈鱼

**材料**　鲈鱼400克，大葱段40克，姜片少许

**调料**　盐2克，料酒5毫升，食用油适量

**做法：**

①鲈鱼两面切上一字花刀；取1个盘，放入鲈鱼，加盐、料酒，腌10分钟待用。

②取烤盘，铺上锡纸，刷上食用油，放上部分大葱段、姜片、鲈鱼，在鲈鱼身上再放上剩余的大葱段、姜片，再刷上一层食用油。

③取烤箱，放入烤盘，关好箱门，将上火温度调至200℃，选择"炉灯"功能，再将下火温度调至200℃，功能选择"热用"，烤10分钟即可。

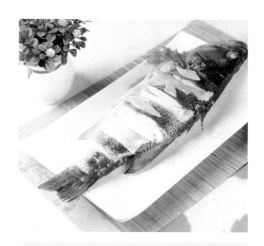

**功效**　鲈鱼肉所含的蛋白质容易消化，是夏季里健身补血、健脾益气、益体安康的佳品。

# 柠檬蒸乌头鱼

**材料**　乌头鱼400克，香菜15克，柠檬30克，红椒25克

**调料**　鱼露25毫升

**做法：**

①红椒切圈，香菜切末，柠檬切片；处理干净的乌头鱼斩去鱼鳍，从背部切开，待用。

②在碗中倒入鱼露，放入部分柠檬片、红椒圈，调成味汁。

③取1个蒸盘，放入乌头鱼，撒上部分香菜，放上余下的柠檬片，在柠檬片上摆好红椒圈，待用。

④蒸盘入蒸锅，加盖，蒸15分钟；揭盖，取出撒香菜即可。

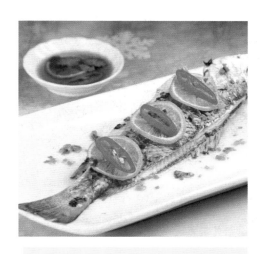

**功效**　用柠檬蒸乌头鱼有口感清爽、营养易吸收的特点，特别适合在夏季食用。

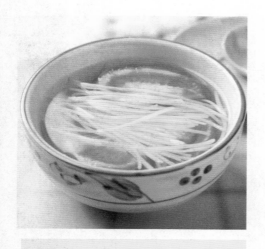

# 西红柿豆芽汤

**材料**　西红柿50克，绿豆芽15克
**调料**　盐2克
**做法：**
①洗净的西红柿切成瓣，待用。
②砂锅中注入适量清水，用大火烧热。
③倒入西红柿、绿豆芽，加入少许盐，搅拌均匀。
④略煮一会儿至食材入味。
⑤关火后将煮好的汤盛入碗中即可。

**功效**　西红柿和绿豆芽均为养心去火的食材，在夏季食用有健胃消食、清热解毒的功效。

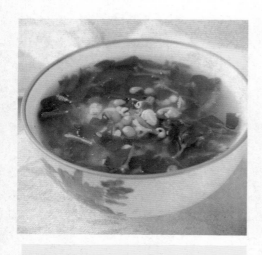

# 马齿苋薏米绿豆汤

**材料**　马齿苋40克，水发绿豆75克，水发薏米50克
**调料**　冰糖35克
**做法：**
①将洗净的马齿苋切段，备用。
②砂锅中注入适量清水烧热，倒入备好的薏米、绿豆，拌匀。
③盖上盖，烧开后用小火煮约30分钟；揭盖，倒入马齿苋，拌匀。
④盖上盖，用中火煮约5分钟。
⑤揭盖，倒入冰糖，拌匀，煮至溶化，关火后盛出煮好的汤即成。

**功效**　薏米是营养丰富的夏季消暑佳品，可以消除湿热，祛除体内的湿气。

# 凉薯胡萝卜鲫鱼汤

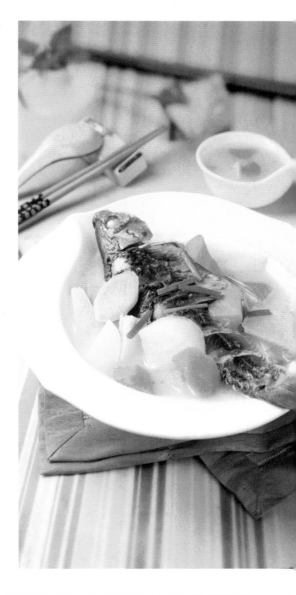

**材料**　鲫鱼600克，去皮凉薯250克，去皮
　　　　胡萝卜150克，姜片、葱段、罗勒叶
　　　　各少许

**调料**　盐2克，料酒5毫升，食用油适量

**做法：**

①洗净的胡萝卜切滚刀块；洗好的凉薯切
开，切滚刀块。

②在洗净的鲫鱼身上划四道口子，往鱼身上
放入1克盐、料酒，腌渍5分钟。

③热锅注油，放入腌好的鱼，煎约2分钟至
两面微黄。

④加入备好的姜片、葱段，爆香，注入适量
清水。

⑤放入切好的凉薯、胡萝卜，加入1克盐，
搅拌均匀。

⑥加上盖，用中火焖1小时，至全部食材熟
透入味。

⑦揭盖，盛出鲫鱼，装在盘中，盛入汤汁，
用罗勒叶点缀即可。

**功效**　鲫鱼具有补脾开胃、利水除湿、养生健脾、保健大脑等功效，是中老年人夏季滋补的首
选食材。

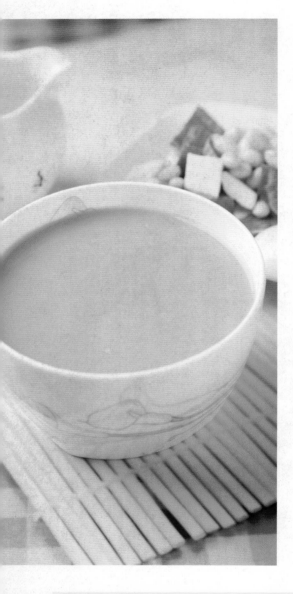

# 紫薯山药豆浆

**材料**　水发黄豆120克，山药65克，紫薯70克

**做法：**

①去皮洗净的山药切丁。

②去皮洗净的紫薯切小块。

③取豆浆机，倒入泡好的黄豆。

④放入切好的紫薯和山药。

⑤往豆浆机中注入清水，至水位线高度即可。

⑥盖上豆浆机机头，启动豆浆机，待其运转约15分钟，即成豆浆。

⑦断电后取下机头，倒出豆浆，装入碗中即可饮用。

**功效**　本品具有健脾养胃、防癌抗癌、增强免疫力等功效，非常适宜夏季脾胃不好的中老年人食用。

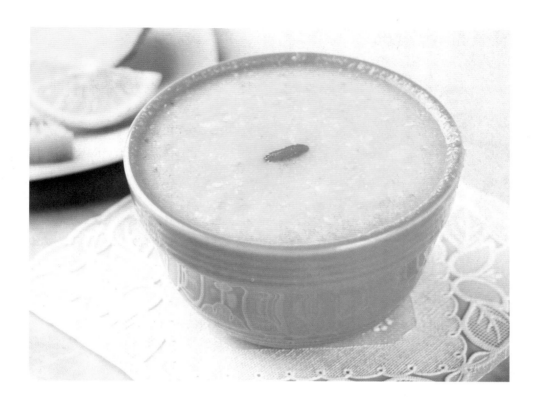

# 柠檬苹果莴笋汁

**功效** 莴笋富含钾，中老年人食用莴笋有助于保持体内的水盐代谢平衡，还可强心、利尿、消暑。

**材料** 柠檬70克，莴笋80克，苹果150克

**调料** 蜂蜜15克

**做法：**

①洗净的柠檬切成片，洗净去皮的莴笋切成丁。

②洗好的苹果对半切开，切瓣，去核，再切小块，备用。

③取榨汁机，选择搅拌刀座组合，倒入切好的苹果、柠檬、莴笋。

④加入少许矿泉水，盖上盖，选择"榨汁"功能，榨取蔬果汁；揭开盖，加入蜂蜜。

⑤再盖上盖，继续搅拌片刻；揭开盖，将榨好的蔬果汁倒入杯中即可。

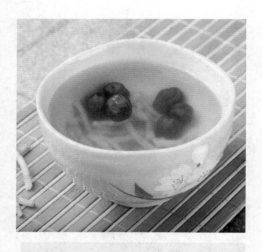

# 鱼腥草红枣茶

**材料**　鱼腥草100克，红枣20克

**做法：**

①洗好的鱼腥草切成段，备用。

②砂锅中注入适量清水烧开，放入切好的鱼腥草，倒入洗净的红枣。

③盖上盖，烧开后转小火煮15分钟。

④揭开盖，搅拌片刻使药性完全析出。

⑤关火后将煮好的茶盛入碗中，待稍微冷却后即可饮用。

**功效**　鱼腥草适宜夏季食用，能清热解毒、利尿除湿、健胃消食，搭配红枣，还能预防贫血。

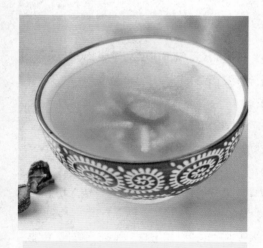

# 鱼腥草山楂饮

**材料**　鱼腥草50克，干山楂20克
**调料**　蜂蜜10克

**做法：**

①砂锅中注入适量清水烧开。

②倒入洗净的鱼腥草、干山楂。

③盖上盖，用小火炖20分钟，至其析出有效成分。

④关火后揭开盖，盛出药茶，装碗中。

⑤加入蜂蜜，调匀，静置一会儿，待稍微放凉后即可饮用。

**功效**　山楂可健脾开胃，还有预防高血压的作用，搭配鱼腥草煮茶，是中老年人健康的养生食材，可长期饮用。

# 夏季多发病
# 与食疗方

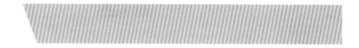

## 腹泻

夏季是腹泻的高发季节。饮食不洁、自身抵抗力弱、消化不良等都会增加老年人腹泻的发病率。老年人急性腹泻容易出现电解质紊乱、低血糖、血容量不足等现象。因此，积极预防腹泻，对中老年人夏季养生非常重要。

### 预防腹泻的关键营养素

【维生素A】维生素A可维护上皮组织细胞的健康和促进免疫球蛋白的合成，防治因细菌侵染造成的各种感染，降低中老年人腹泻发生的可能性。蜂蜜、香蕉、胡萝卜、西蓝花、西红柿、菠菜等食物中含有丰富的维生素A，中老年人可多食。

【锌】锌可以加速肠道黏膜的修复，提高细胞免疫力，提高对感染源的抵抗力，有效缓解因腹泻引起的各种不适症状。专家建议中老年人每日补充15毫克的锌。牡蛎、三文鱼、牛肉等食物中含有较为丰富的锌，老年人可适量食用。

【维生素$B_3$】研究表明，当人体缺乏维生素$B_3$时，会出现体重减轻、记忆力变差、口角炎等不良反应。中老年人平时应适量食用新鲜蔬果，以补充维生素$B_3$。

### 合理膳食，远离腹泻困扰

【注意蛋白质的摄入】鸡肉、鱼肉、鸡蛋、豆腐等富含优质蛋白质的食物，容易消化吸收，且可补充人体缺少的营养。

【多吃健脾养胃食物】老年人脾胃功能减弱，消化吸收能力下降，夏季暑湿热邪容易侵袭脾胃，影响脾胃消化吸收功能，甚至引起腹泻。老年人在夏季不妨吃些薏米、苋菜、山药、鳝鱼等食物，健脾养胃。

【注意饮食卫生】夏季气温高，易滋生细菌，尽量不要吃隔夜食物，即便是从冰箱拿出来的食物，也最好热透之后再吃，新鲜瓜果需洗净后再吃，切勿喝生水或冰水，以免引起腹泻急性发作。

【忌食油腻、不易消化的食物】如油条、甜食等，进食过多可能诱发腹泻。

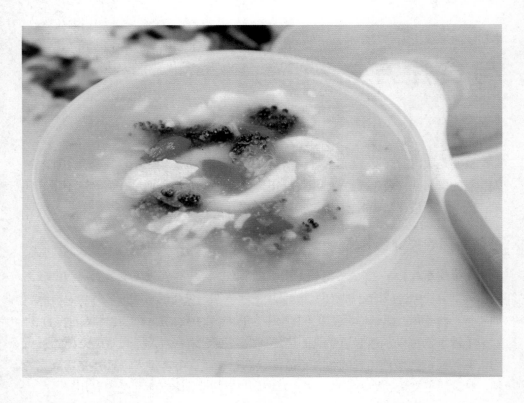

## 鲈鱼西蓝花粥

**功效** 鲈鱼富含优质蛋白质及 B族维生素，可补充腹泻患者日常所需的营养物质。

**材料** 水发大米120克，鲈鱼150克，西蓝花75克，枸杞少许

**调料** 盐、鸡粉各2克，水淀粉适量

**做法：**

①洗净的西蓝花切小朵；洗好的鲈鱼肉去除鱼骨，切成细丝；鱼肉丝装碗，加盐、鸡粉、水淀粉，拌匀，腌渍约10分钟。

②砂锅中注水烧开，倒入大米、枸杞，拌匀，盖上盖，大火烧开后用小火煮约30分钟。

③揭开盖，倒入西蓝花，拌匀，再盖上盖，用小火续煮约10分钟。

④揭开盖，放入鱼肉丝，搅拌匀，用大火煮至熟，关火后盛出煮好的粥，装入碗中即可。

# 蒸白菜肉丝卷

**材料** 白菜叶350克，鸡蛋80克，水发香菇50克，胡萝卜60克，瘦肉200克

**调料** 盐3克，鸡粉2克，料酒、水淀粉各5毫升，食用油适量

**做法：**

①洗好的瘦肉切丝，洗净去皮的胡萝卜切丝，泡发好的香菇切粗条。

②锅中注水烧开，倒入白菜叶，焯至断生，捞出，沥干；鸡蛋打入碗中，搅成蛋液。

③热锅注油烧热，倒入蛋液，摊开，煎至成蛋皮，盛出，再切成细丝，待用。

④另起锅注油烧热，倒入瘦肉、香菇、胡萝卜，炒匀，加入料酒，撒上1克盐、1克鸡粉调味。

⑤将馅料盛出装入盘中，白菜叶铺平，放入馅料、蛋丝，制成卷。

⑥将剩余的白菜叶依次制成白菜卷，摆入盘中，待用。

⑦蒸锅上火烧开，放入白菜卷，盖上锅盖，蒸6分钟后取出，待用。

⑧热锅注油烧热，注入适量清水，加入2克盐、1克鸡粉、水淀粉，搅匀调成芡汁，浇在白菜卷上即可。

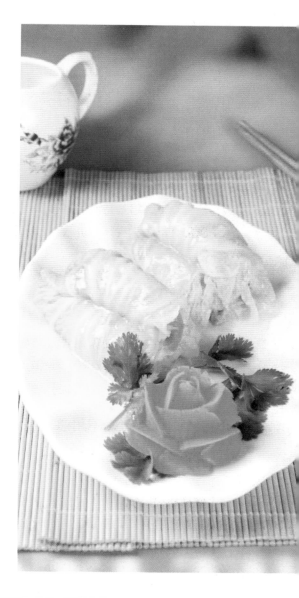

**功效** 胡萝卜中含有胡萝卜素及多种微量元素，能有效预防肠道功能紊乱，对防治腹泻和腹痛有益。

## 糖尿病

夏季，人体的血糖水平相对较低，但饮食不当、一些胃肠道疾病、活动量过大等均有可能导致电解质紊乱，引起血糖波动。

### 控制血糖的关键营养素

【维生素B₁】维生素B₁主要参与糖类和脂肪的代谢，促进糖转化为能量。当维生素B₁不足时，机体控制血糖的难度会加大。此外，它还具有维持正常血糖代谢和神经传导的功能，可维持血管健康，预防心脑血管疾病。

【膳食纤维】膳食纤维进入人体后会延缓胃排空的时间，减缓肠道对葡萄糖的吸收，起到降低血糖的作用。另外，膳食纤维能明显改善胰岛素的敏感性，利用胰岛素的降糖功能，减弱餐后血糖的升高。

【铬】铬是体内葡萄糖耐量因子的重要组成部分，在机体的糖代谢和脂代谢中发挥着重要作用。铬可通过活化磷酸葡萄糖变位酶而加快体内葡萄糖的利用，维持正常的血糖水平，并促使葡萄糖转化为脂肪。

【α-亚麻酸】α-亚麻酸具有调控循环系统、免疫系统和生殖系统的功能。α-亚麻酸还可有效调节生理代谢，控制血糖量，进而让血糖变化趋于稳定。

### 合理膳食，调控血糖不用愁

【稳定多样，饮食均衡】中老年人每日饮食需注意食物品种的多样化，最好荤素搭配，以合理摄取到七大营养素。

【坚持粗细搭配、荤素搭配】一日三餐中搭配食用适量粗粮与细粮，可帮助中老年人摄取到适量的纤维素，稳定血糖；饮食也应将肉类和蔬菜搭配食用。

【减少钠的摄入】夏季人们食欲不佳，切不可通过增加饮食中的盐量来改善餐食的口味，中老年人每日钠盐的摄入量宜为3~5克，除了食盐中的钠，其他含钠的食物也应加以控制食用，如酱油、火腿、香肠等。

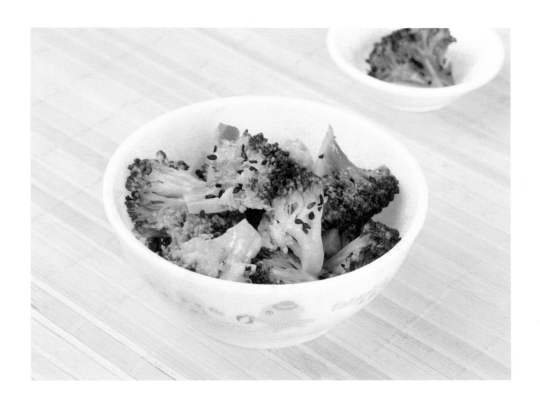

# 炒西蓝花

**功效** 西蓝花中含有丰富的膳食纤维和少量的B族维生素，有利于保持糖尿病患者血糖的稳定。

**材料** 西蓝花150克，黑芝麻适量

**调料** 盐、食用油各适量

**做法：**

①洗净的西蓝花切成小朵，再切碎。

②锅中注入适量的清水大火烧开。

③倒入西蓝花，搅拌片刻至断生。

④将西蓝花捞出，沥干水分，待用。

⑤用油起锅，倒入西蓝花，快速翻炒片刻，加少许清水。

⑥加入盐，快速翻炒片刻。

⑦盛出，装入碗中，撒上黑芝麻即可。

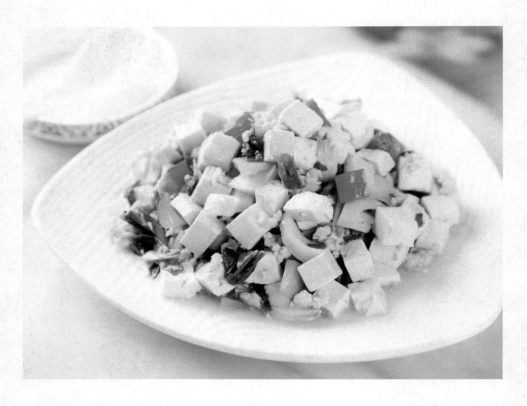

# 青菜豆腐炒肉末

豆腐中含有大豆异黄酮，有一定的降糖功效，加上上海青中的膳食纤维，可延缓餐后血糖升高。

**材料**　豆腐300克，上海青100克，肉末50克，彩椒30克

**调料**　盐、鸡粉各2克，料酒、水淀粉、食用油各适量

**做法：**

①洗好的豆腐切丁，洗净的彩椒切块，上海青切块。

②锅中注水烧热，入豆腐，略煮，捞出装盘待用。

③用油起锅，倒入肉末，炒至变色，加清水，拌匀。

④加入料酒、豆腐、上海青、彩椒，炒约3分钟至食材熟透。

⑤加入盐、鸡粉，倒入少许水淀粉，翻炒匀，关火后盛出炒好的菜肴，装盘即可。

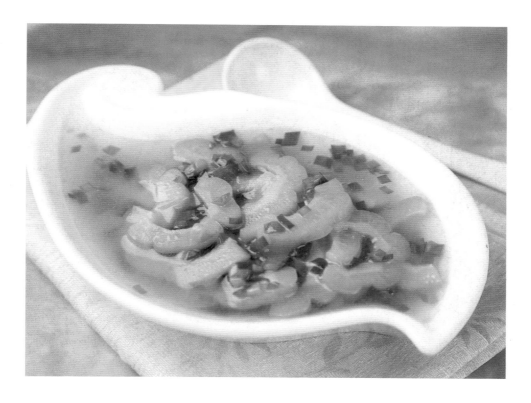

# 韭菜苦瓜汤

**功效** 韭菜中膳食纤维含量丰富，可延缓胃排空的时间，减少肠道对葡萄糖的吸收，降低血糖。

**材料**　苦瓜150克，韭菜65克

**调料**　食用油适量

**做法：**

①洗好的韭菜切碎，待用。

②洗净的苦瓜对半切开，去瓤，再切成片，备用。

③用油起锅，倒入苦瓜，翻炒至变色。

④倒入韭菜，快速翻炒出香味。

⑤注入适量清水，搅匀，用大火略煮一会儿，至食材变软。

⑥关火后盛出煮好的汤即可。

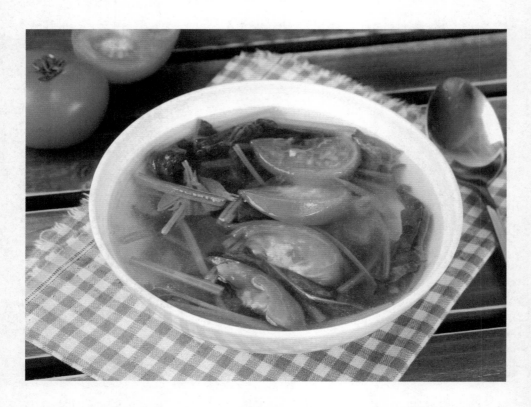

# 西红柿菠菜汤

**材料** 菠菜200克，西红柿100克，姜片少许

**调料** 盐、鸡粉各适量，食用油适量

**做法：**

①洗净的西红柿切块，洗净的菠菜切段。

②锅中注入清水，大火烧开，倒入食用油，加入盐、鸡粉。

③放入备好的姜片、西红柿，大火煮至沸。

④倒入菠菜，煮约2分钟至熟透，关火后将煮好的汤盛入碗中即可。

## 急性肠胃炎

夏季是急性肠胃炎的高发期。由于气温高，食物容易变质或滋生有害菌，加之中老年人生理退化，胃肠道的运动、吸收功能减退，抵抗力降低，容易患急性肠胃炎。

### 预防急性肠胃炎的关键营养素

【维生素D】维生素D在人体内主要参与钙、磷代谢的调节，且维生素D可通过调节先天性免疫系统及固有免疫系统来增强肠道抗菌活性，预防胃肠道炎症。中老年人夏季可适当晒太阳，多吃三文鱼、沙丁鱼等鱼类补充维生素D。

【果胶】果胶可保护胃肠道黏膜免受粗糙食物的刺激，中老年人可通过食用南瓜、苹果等食物进行补充。

【磷脂】磷脂类物质可保护胃黏膜，增加胃内的酸度，抑制有害菌分解蛋白质产生毒素，同时使胃免遭毒素的侵蚀。中老年人平时可多吃酸奶、虾、鱼、核桃、花生等食物。

【低聚糖】低聚糖在肠道被双歧杆菌吸收利用后，可抑制外源致病菌和肠内固有腐败菌的增殖，减少有毒发酵产物及有害细菌的产生，起到改善肠道环境和保护肠道的作用。中老年人平时不妨多吃些玉米、洋葱、芦笋、蜂蜜、豆类及豆制品等食物。

### 合理膳食，远离急性肠胃炎

【注意营养平衡】夏季饮食中尽量注意荤素搭配，可保证摄取到充足的蛋白质、维生素以及矿物质，使胃肠道免受病毒的侵扰。

【多关注饮食卫生】气温高，食物搁置过久容易变质或滋生细菌，难免会吃坏肚子。即使是放在冰箱的食物，吃之前也要热一热。并且，冰箱内熟食和生食最好分开处理、存放，避免食用存放过久变质的肉类、海鲜，瓜果蔬菜食用前要彻底清洗。

【切勿暴饮暴食】暴饮暴食后，体内堆积的食物过多，一时间难以消化，食物中的细菌可能繁殖，或最初进食的部分食物已经变质，极易诱发急性肠胃炎。中老年人宜定时定量进餐，做到饮食规律有节制。

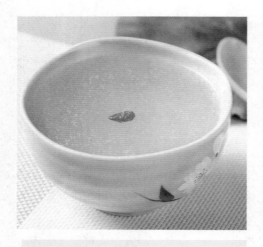

藕粉含有鞣质，有一定的健脾作用，能促进消化，对中老年养护肠胃有益。

# 藕粉糊

**材料** 藕粉120克

**做法：**

①将藕粉倒入碗中，倒入少许清水，搅拌匀，调成藕粉汁，待用。

②砂锅中注入适量清水烧开。

③倒入调好的藕粉汁，边倒边搅拌，至其呈糊状。

④用中火略煮片刻。

⑤关火后盛出煮好的藕粉糊即可。

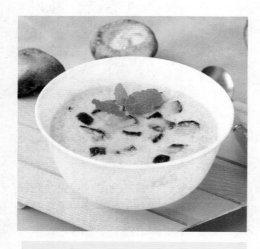

香菇含有丰富的维生素D，具有健脾开胃的功效，可改善胃肠病患者的症状。

# 菌菇蛋羹

**材料** 香菇40克，鸡蛋液100克

**调料** 盐、鸡粉各2克，食用油适量

**做法：**

①洗净的香菇去蒂切条，再切成丁。

②热锅注油烧热，倒入香菇，炒香，加入盐、鸡粉，翻炒片刻至入味，关火后盛出，待用。

③鸡蛋液搅散，倒入香菇，混匀；摆上电蒸笼，放入食材。

④盖上盖，蒸15分钟。

⑤待蒸好后，切断电源，掀开锅盖，将蒸蛋取出即可。

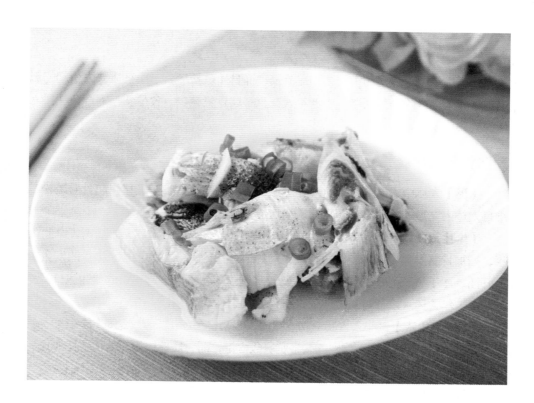

# 清炖鲢鱼

功效 鲢鱼肉有一定的药用价值，可治脾胃虚弱，因此，急性胃肠炎患者食用此汤有益。

**材料** 鲢鱼肉320克，姜片、葱段、葱花各适量

**调料** 盐2克，料酒4毫升，食用油适量

**做法：**

①处理干净的鲢鱼肉切成块，待用。

②将鱼块装碗，加1克盐、料酒，腌渍约10分钟。

③油锅烧热，放入鱼块，小火煎出香味。

④翻转鱼块，煎至两面断生，放入姜片、葱段，注入适量清水。

⑤盖上盖，烧开后用小火炖约10分钟；揭盖，加入1克盐调味，关火后盛出炖好的鱼块，撒上葱花即可。

## 骨质疏松症

人到中年，身体里的钙质会加速流失，而骨质疏松症就是由钙质缺失引起的影响中老年人健康的一大问题。中老年人在夏季饮食量减少、食欲变差等都会使摄入体内的钙质变少，诱发骨质疏松症。

### 预防骨质疏松症关键营养素

【钙】人体中大部分钙都储存在骨骼中，骨骼中缺钙，会直接引起骨质疏松，维持人体内充足的钙质是预防骨质疏松症的基础。

【维生素D】维生素D在人体内的作用是广泛的，既能调节人体对钙、磷的吸收，增加骨骼的强度，还能维持神经肌肉的协调作用，减少中老年人骨折的发生。鱼肝油、沙丁鱼、鲱鱼、三文鱼、牛奶及其制品等食物中含有丰富的维生素D，此外，中老年人还可以通过晒太阳促进身体内维生素D的转化。

【B族维生素】老年人胃肠道功能减弱，容易引起消化不良，造成B族维生素缺乏。B族维生素能够降低人体内的高半胱氨酸含量，而骨质疏松的元凶正是高半胱氨酸。中老年人在日常饮食中有意识地补充B族维生素对预防骨质疏松症十分有益。

【优质蛋白质】蛋白质可增加骨骼韧性，如奶中的乳白蛋白、蛋类的白蛋白、骨头里的骨白蛋白都含有胶原蛋白和弹性蛋白，可促进骨的合成。

### 合理膳食，远离骨质疏松

【适量补充钙质】中老年人每日应保证摄取到800~1000国际单位的钙质，以满足身体所需。同时，还应适量补充磷、维生素D以促进机体对钙质的吸收。生活中钙含量高的食物有很多，如牛奶及乳制品、虾皮、豆类及其制品、海带、坚果等食物。

【中老年女性应适量补充雌性激素】女性绝经之后，由于雌激素水平急剧下降，骨密度也会随之迅速地走上下坡路。中老年女性平时可多食用豆类及其制品，补充雌性激素。

# 牛奶藕粉

**材料** 鲜牛奶300毫升，藕粉20克

**做法：**

①把部分牛奶倒入藕粉中，拌匀，备用。

②锅置火上，倒入余下的牛奶。

③煮开后关火，待用。

④锅中倒入调好的藕粉，拌匀。

⑤再次开火，煮约2分钟，搅拌均匀至其呈糊状。

⑥关火盛出煮好的藕粉糊，装入碗中即可。

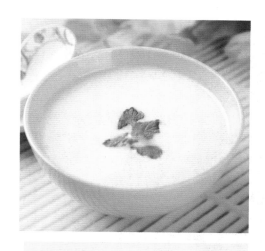

**功效** 牛奶中富含钙，而且容易被人体吸收，有利于预防骨质疏松。

# 鲫鱼炖豆腐

**材料** 鲫鱼200克，豆腐100克，葱花、葱段、姜片各少许

**调料** 盐、鸡粉、胡椒粉各2克，料酒10毫升，食用油适量

**做法：**

①备好的豆腐切成小块，处理干净的鲫鱼两面打上一字花刀，待用。

②用油起锅，倒入鲫鱼，稍煎一下，放上姜片、葱段，翻炒爆香，淋上料酒，注入适量清水，倒入豆腐块，煮8分钟。

③加入盐、鸡粉、胡椒粉，拌匀入味。

④关火盛出，撒上备好的葱花即可。

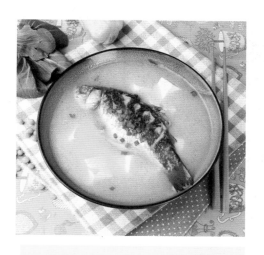

**功效** 鲫鱼中含有的B族维生素有健脾的作用，能促进人体对钙的吸收，骨质疏松症患者可常食。

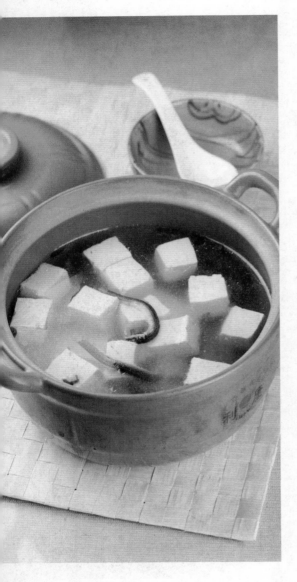

# 砂锅泥鳅豆腐汤

**材料**　泥鳅、豆腐各200克，蒜苗50克，
　　　　姜片少许

**调料**　盐、鸡粉各2克，芝麻油2毫升，料
　　　　酒10毫升，胡椒粉少许

**做法：**

①把洗净的豆腐切成条，再切成小方块；洗
好的蒜苗切碎，备用。

②砂锅中注水烧开，放入姜片，倒入料酒。

③放入处理好的泥鳅，加入豆腐块，搅拌
匀，撇去汤中浮沫。

④放入盐、鸡粉，撒上胡椒粉，再淋入芝麻
油，搅匀，大火煮2分钟。

⑤放入蒜苗，搅拌匀，略煮片刻，继续搅动
使食材入味。

⑥关火后将砂锅取下，盛出汤即可食用。

**功效**　豆腐的含钙量较高，具有防治骨质疏松症的食疗功效，中老年人可常食豆腐。

# 中老年人秋季
# 养生与防病饮食

秋季养肺润燥
# 清秋火

秋天，人体阳气由升浮逐渐转向沉降，阳气渐衰，生理功能趋于平静，加之天气开始转凉，是中老年人易发病的季节。此时，应适应秋季气候变化特点，遵循"阴精加贮，阳气内敛"的原则，通过饮食平补身心，以增强身体抵抗力，减少发病概率。

## 秋季饮食调养原则

| | |
|---|---|
| 应多吃养肺润燥的食物 | 秋季空气中水分缺乏，气候干燥，燥邪入侵人体，较易伤肺，常常会引发咳嗽、口鼻干燥、皮肤干燥、大便干结等症状，因此秋季饮食的关键在于养肺。应多吃些清热生津、养肺润燥的食物，如黄瓜、西红柿、芹菜、芥蓝、木耳、白萝卜、山药、莲藕、马蹄、绿豆、豆浆、蜂蜜等。还可以选取银耳、百合、麦冬、川贝、沙参等熬制成药膳食用，能起到良好的滋阴补肺、生津止渴的功效。 |
| 多吃黄绿色蔬果 | 秋季来临之时，中老年人体内维生素A储备容易减少，如不及时补充，到了冬春季节容易发生视力下降、眼睛干涩、呼吸道感染等问题。因此要多吃黄色蔬菜，比如南瓜、胡萝卜、柿子等。此外，绿色蔬菜中维生素C含量较高，可增强人体免疫力，防治秋季感冒，因此，中老年人在日常饮食中可多吃一些芥菜、菠菜、西蓝花、红薯叶等。 |

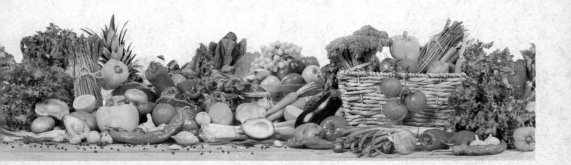

| 多吃粗粮 | 中老年人代谢功能降低，消化能力较弱，常吃些富含B族维生素的粗粮，可促进胃肠蠕动和消化液分泌，维持正常的消化功能。此外，粗粮中含有大量的膳食纤维，有润肠通便的作用，对于秋燥带来的便秘等症有良好的食疗功效，还能使中老年人的营养摄入更加全面均衡。因此，中老年人应多吃小米、玉米、燕麦、红薯等粗粮，将它们熬粥服食，效果更佳。 |
| --- | --- |
| 摄入优质蛋白质 | 中老年人应该尽量多吃一些含优质蛋白质的食物，比如黄豆、鱼肉等，都是秋季养生较为理想的食物。特别是鱼肉中的蛋白质，不仅含量丰富，而且在人体中的消化率高达87%～98%。但是，中老年人对肉类的摄入应有节制，不宜摄入过多，更多的优质蛋白质应该从豆类及豆制品中获取。除此之外，榛子、花生、核桃、杏仁等坚果中的蛋白质也可以适量获取。 |

## 秋季食补秘诀

告别了酷暑，秋风送来丝丝凉意，气候逐渐变得干爽宜人。人的食欲增强，消化能力逐渐提高，正好可以弥补夏季炎热造成的营养不足。中老年人宜采取平补、润补的方法，结合个人体质，有针对性地提高自身身体素质。

| 脾胃不健者 | 摄入莲藕、山药、土豆、莲子、瘦肉、禽蛋等食物。 |
| --- | --- |
| 肝肾阴虚者 | 可多吃些养肾保肝的食物，如黑木耳、海带、牛奶、蜂蜜、枸杞、核桃等。 |
| 秋燥便秘者 | 可常吃些小米、糙米、燕麦、豌豆、芸豆、胡萝卜、苹果等滋阴润燥的食物。 |
| 慢性疾病者 | 尤其是患有慢性支气管炎、哮喘等病的人，可吃些橄榄、白萝卜、银耳、甘蔗、梨、苹果等。 |

# 秋季养生宜食食物

## 敛肺固表，提高人体抗病能力

秋高气爽，空气清新，有利于肺主气、司呼吸之功能。但到秋分以后燥气过盛，与风相合形成风燥之邪，必首先侵袭肺所主的皮毛和鼻窍。若肺的宣发正常，就能很快做出反应，将卫气宣发输至皮肤、鼻窍，使皮肤、毛发滋润，腠理致密，鼻窍通利，则无论何种燥邪均不能进入体内，使人们可以顺利地度过秋季；如秋燥之气太盛，超过了人体的防御能力，或虽燥邪不盛，而肺本身的主气、宣发功能薄弱，无力适应秋季的气候变化，无力抵御外邪，则肺所主的皮毛、鼻窍和肺自身就首当其冲，产生一系列的病变。

秋季是从夏季向冬季的过渡季节，凉热交替，气温逐渐下降，不要经常赤膊露身，以防凉气侵入体内。"白露身不露，寒露脚不露"，这是一条很好的养身之道。要随着天气转凉逐渐增添衣服，但添衣不能太多太快。老百姓常说"春捂秋冻"，意思是说春天棉衣要晚脱一段时间，以免受凉生病；秋天则相反，厚衣服要晚些穿，多经受寒冷的刺激，从而增强机体对寒冷的适应能力。不过，不同的人群、人体的不同部位都应区别对待，一味地秋冻也会把身体冻坏。

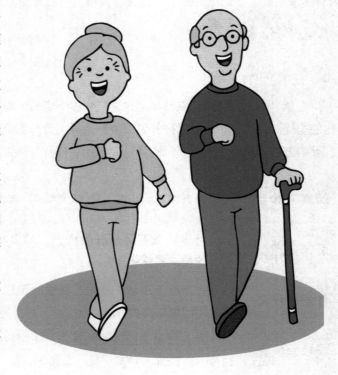

初秋是"秋冻"的最佳时机，"秋冻"可以保证机体从夏热顺利地过渡到秋凉，提高人体对气候变化的适应性和抗寒能力，从而激发机体逐渐适应寒冷的环境，对疾病尤其是呼吸道疾病起到积极的预防作用。"秋冻"并非人人适宜，青壮年包括体质较好的老年人和小孩最好不要早添厚衣，这样有利于人体对气候变化的适应，但抵抗能力较弱的老年人和孩子自身调节能力差，遇冷抵抗能力下降，御寒能力减弱，身体很快会发生不良反应，可诱发急性支气管炎、肺炎等疾病，应根据气温变化而适当增加衣服。有慢性疾病的人不宜进行"秋冻"，尤其是患有慢性支气管炎、支气管哮喘、冠心病、高血压者，寒冷刺激会使患者支气管和血管痉挛收缩，导致旧病复发，出现哮喘、心绞痛、心肌梗死和脑卒中等。秋季养肺固表可选用合理的膳食以增加机体的抵抗力，以防冬季因寒冷刺激而诱发或复发感冒、咳嗽、气喘等肺系病症。

## 秋季敛肺固表食材 TOP 4

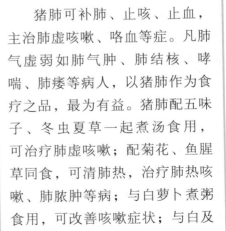

### 桔梗

桔梗性平，味苦、辛，归肺经，具有开宣肺气、镇咳平喘、祛痰排脓的功效，主治外感咳嗽、咽喉肿痛、肺痈吐脓、胸满胁痛、痢疾腹痛。此外，桔梗还有降低血糖的作用，可用来治疗消渴病。桔梗常配菊花、雪梨炖熟食用，可治疗肺热咳嗽；与玉竹、石斛煎汁当茶饮用，可治疗糖尿病。

### 猪肺

猪肺可补肺、止咳、止血，主治肺虚咳嗽、咯血等症。凡肺气虚弱如肺气肿、肺结核、哮喘、肺痿等病人，以猪肺作为食疗之品，最为有益。猪肺配五味子、冬虫夏草一起煮汤食用，可治疗肺虚咳嗽；配菊花、鱼腥草同食，可清肺热，治疗肺热咳嗽、肺脓肿等病；与白萝卜煮粥食用，可改善咳嗽症状；与白及煮汤食用，可改善咯血症状。

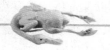

鸭肉

鸭肉可养胃滋阴、清肺解热、大补虚劳、利水消肿，用于治疗咳嗽痰少、咽喉干燥、阴虚阳亢之头晕头痛、水肿、小便不利。鸭肉不仅脂肪含量低，且所含脂肪主要是不饱和脂肪酸，能起到保护心脏的作用，适宜体内有热、上火、水肿、低热、虚弱、食少、大便秘结、癌症、糖尿病、肝硬化腹水、慢性肾炎水肿等患者食用。

麻黄

麻黄具有发汗解表、宣肺平喘、利水的功效，主治伤寒表实、发热恶寒无汗、头痛鼻塞、骨节疼痛、咳嗽气喘、风水浮肿、小便不利、风邪顽痹、皮肤不仁、风疹瘙痒。此外，麻黄对流感病毒有一定的抑制作用。治疗表寒里热型感冒，可用麻黄、杏仁、石膏、甘草煎水服用。

## 滋阴润燥，缓解秋季干燥

秋季的主气是"燥"，有外燥、内燥之分：外燥是自然界燥邪从鼻窍、皮毛而入，常从肺卫开始，有温燥、凉燥之别；内燥多由汗下太过，或精血内夺，或年老液亏，以致机体阴津枯涸所致。燥邪为病的主要病理特点：一是燥易伤肺，因肺喜清肃濡润，主呼吸而与大气相通，故外界燥邪极易伤肺和肺所主之地；二是燥盛则干，在自然界可出现禾苗枯槁、树叶焦黄，在人体，燥邪耗伤津液，也会出现干涸之象，如鼻干、喉干、口干、舌干、大便干燥等。故无论外燥、内燥，一旦发病，均可出现上述津枯液干之象。

秋季养生，首要任务是缓解秋燥。除三餐之外，每天需要另外补充1500毫升水。初秋天热出汗多时，饮水量还要增加。"不渴也喝水"对中老年人来说尤为重要。如果中老年人能坚持每天主动喝适量的水，对改善血液循环、防治心血管疾病都有利。在饮食调养方面，首先要按照《黄帝内经》提出的"秋冬养阴"的原则，多吃些滋阴润燥的食物，以防秋燥伤阴。对于平时体质瘦弱、虚火重、容易情绪激动、长期吸烟的中老年人，推荐进补以下食品，如银耳、燕窝、鳖肉、藕、葡萄、梨、乌骨鸡、蜂蜜等。

新鲜水果和蔬菜富含多种营养物质，不仅可滋阴养肺、润燥生津，而且能治疗与肺有关的疾病，是秋季养生保健的最佳食品。

## 秋季滋阴润燥食材 TOP 5

### 梨

梨性寒，味甘，可润肺、止咳、降火、清心等，适用于秋燥或热病伤阴所致的干咳、口渴、便秘，以及内热所致的烦渴、咳喘等。梨肉香甜可口，肥嫩多汁，可清热解毒、润肺生津、止咳化痰等，生食、榨汁、炖煮或熬膏，对肺热咳嗽、麻疹及老年咳嗽、支气管炎等病症都有较好的治疗效果。若与马蹄、蜂蜜、甘蔗等榨汁同服，效果更佳。

### 葡萄
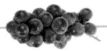

葡萄营养丰富，酸甜可口，具有补肝肾、益气血、生津液、利小便等功效。生食能滋阴除烦，捣汁加热煎成膏，开水冲服，治疗烦热口渴尤佳。经常食用，对神经衰弱和过度疲劳者均有补益作用。葡萄制干后，铁和糖的含量相对增加，是儿童、妇女和体弱贫血者的滋补佳品。

### 银耳

银耳是一味滋补良药，特点是滋润而不腻滞，具有滋补生津、润肺养胃的功效，可治疗虚劳咳嗽、痰中带血、津少口渴、病后体虚、气短乏力等病症。此外，银耳与木耳同食，能保护血管、降血压、降血脂，提高人体的免疫力及对肿瘤的抵抗力；与莲子、冰糖搭配煮成甜汤食用，可滋阴润肺；与雪梨、川贝搭配煮汤食用，可止咳化痰；与黑木耳同食，可增强免疫力。

## 玉竹

玉竹性平，味甘，养阴润燥、除烦止渴，可治疗热病阴伤、咳嗽烦渴、虚劳发热、消谷易饥、小便频数。玉竹配沙参、老鸭煲汤食用，可辅助治疗秋燥肺炎、肺结核；与丹参、猪心煲汤食用，可辅助治疗冠心病、心肌缺血等病症；此外，用玉竹单品泡茶饮用，可有效治疗糖尿病。

## 天冬

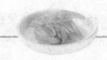

天冬是一种凉性滋养药，具有养阴生津、润肺清心的功效，可用于治疗肺燥干咳、虚劳咳嗽、津伤口渴、心烦失眠、内热消渴、肠燥便秘、白喉。此外，天冬还具有抗菌、抗肿瘤的作用，尤其适宜咳嗽吐血、肺痿、肺痈者服用。用天冬、麦冬、玉竹煎水当茶饮，可缓解秋燥症状，还可治疗糖尿病；天冬与百合、雪梨炖汤食用，可治疗肺燥干咳。

# 秋季日常保健

| | |
|---|---|
| **适度锻炼** | 秋天，日照和气温都相对比较温和，是中老年人户外锻炼的好时机。中老年人可根据自己身体的状况，选择一些适合自己的户外活动，不但可以增强身体对气温变化的适应能力，还可提高自身的抗病能力。身体条件好的可以选择爬山、钓鱼、郊游等活动；而体质较差的则可以选择一些活动量较小的项目，如户外散步、打太极拳、练气功等。 |
| **注意精神保健** | 秋天风景萧瑟，易引起中老年人的消极悲观情绪。研究发现，不良的心理刺激会抑制人体免疫防御功能，引发内分泌及新陈代谢紊乱，从而导致许多疾病发生，因此，中老年人应特别注意精神保健，学会自我调适情绪。 |

秋季
# 食谱推荐

## 桂花蜂蜜蒸萝卜

**材料**　白萝卜片260克，蜂蜜30克，桂花
　　　　5克

**做法：**

①在白萝卜片中间挖1个洞。

②取1个盘，放入挖好的白萝卜片，加入蜂
蜜、桂花，待用。

③取电蒸锅，注入清水烧开，放入白萝卜。

④盖上盖，蒸15分钟。

⑤揭盖，取出白萝卜，待凉即可食用。

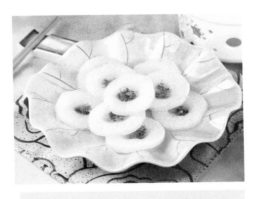

**功效**　白萝卜具有清热生津、凉血止血、
消食化滞等功效，可以预防因秋燥引起的
出血。

## 冰糖百合蒸南瓜

**材料**　南瓜条130克，鲜百合30克

**调料**　冰糖15克

**做法：**

①把南瓜条装在蒸盘中。

②放入洗净的鲜百合，撒上备好的冰糖。

③备好电蒸锅，放入蒸盘。

④盖上盖，蒸约10分钟，蒸至全部食材完
全熟透。

⑤断电后揭盖，取出蒸盘，稍微冷却后食用
即可。

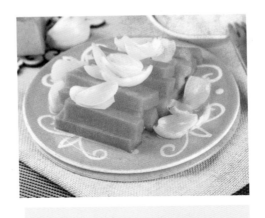

**功效**　南瓜中的果胶，可促进肠胃蠕动，
帮助食物消化，同时还能保护胃肠道黏
膜，预防胃病。

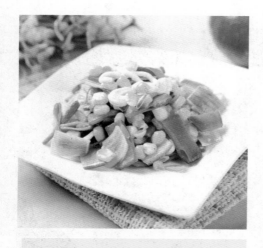

# 扁豆玉米沙拉

**材料**　扁豆70克，玉米粒60克，洋葱30克

**调料**　沙拉酱2克，胡椒粉5克，橄榄油5毫
升，盐少许

**做法：**

①处理好的洋葱切成片；洗净的扁豆切块。

②锅中注入适量的清水，大火烧开，倒入扁
豆，焯至断生，捞出，放入凉水中放凉。

③锅中注水烧开，倒入玉米粒、洋葱，焯片
刻，将食材捞出倒入放扁豆的凉水中放凉。

④将食材捞出，沥干水分，放入盐，再放入
胡椒粉、橄榄油，拌匀；将拌好的食材装
盘，挤入沙拉酱即可。

**功效**　玉米具有通便润肠、排毒瘦身、增
强免疫力等功效，能预防肠燥便秘。

# 黄瓜拌土豆丝

**材料**　去皮土豆250克，黄瓜200克，熟白
芝麻15克

**调料**　盐1克，芝麻油、白醋各5毫升

**做法：**

①洗好的黄瓜切片，改切丝；洗净的土豆切
片，改切丝；取1碗清水，放入土豆丝，稍
拌片刻，去除表面含有的淀粉，待用。

②沸水锅中倒入洗过的土豆丝，焯一会儿至
断生，捞出，过一遍凉水后捞出，装盘。

③往土豆丝中放入黄瓜丝，拌匀，加入盐、
芝麻油、白醋，将材料拌匀，将拌好的菜肴
装入碟中，撒上熟白芝麻即可。

**功效**　黄瓜含有蛋白质、胡萝卜素、钙、
磷、铁等，可清热解毒，很适合中老年人
食用。

# 鲜汤蒸萝卜片

**材料** 去皮白萝卜95克，鸡汤35毫升，红椒粒20克，葱花少许

**调料** 盐、鸡粉各2克

**做法：**

①洗好的白萝卜切圆片；取1个空盘，整齐摆放上白萝卜片，撒上红椒粒。

②往盛鸡汤的碗中加入盐、鸡粉，搅拌均匀，浇在白萝卜片上，待用。

③取出电蒸笼，注入适量清水，放上萝卜片。

④加盖，将定时旋钮调至"12"分钟处，蒸12分钟至熟。

⑤揭盖，取出白萝卜片，撒上葱花即可。

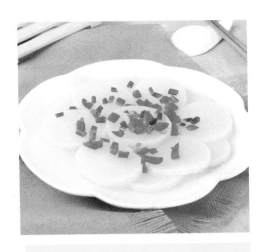

**功效** 白萝卜主治食积胀满、咳嗽、消渴等症，鸡汤滋阴润补，本品适合中老年女性食用。

# 木耳山药

**材料** 水发木耳80克，去皮山药200克，圆椒、彩椒各40克，葱段、姜片各少许

**调料** 盐、鸡粉各2克，蚝油3克，食用油适量

**做法：**

①圆椒、彩椒分别切片。去皮的山药切片。

②锅中注入水烧开，入山药片、木耳、圆椒块、彩椒片，拌匀，焯至断生，捞出。

③用油起锅，倒入姜片、葱段，爆香，放入蚝油、焯好的食材，加入盐、鸡粉，炒至入味，将菜肴盛出即可。

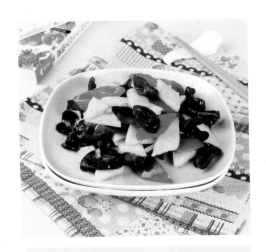

**功效** 黑木耳具有清肺、养血、降压、抗癌等作用，常食还能减少呼吸道损伤。

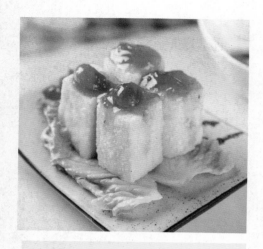

功效 豆腐具有补中益气、清热润燥、生津止渴等功效，还有缓解咽炎的作用。

# 酸甜脆皮豆腐

**材料** 豆腐250克，生粉20克，酸梅酱适量

**调料** 白糖3克，食用油适量

**做法：**

①将洗净的豆腐切开，再切长方块，均匀地滚上一层生粉，制成豆腐生坯，待用。

②取酸梅酱，加入白糖，拌匀成味汁。

③热锅注油，烧至四五成热，放入豆腐生坯，轻轻搅匀，用中小火炸约2分钟，至食材熟透。

④关火后捞出豆腐块，沥干油，装盘，浇上味汁即可。

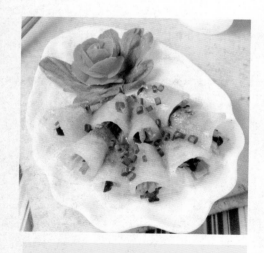

功效 冬瓜能清热解暑，利尿通便，有助于人体清肺排毒，很适合中老年人秋季多食用。

# 蒸冬瓜肉卷

**材料** 冬瓜400克，水发木耳丝90克，午餐肉丝、胡萝卜丝各200克，葱花少许

**调料** 盐、鸡粉各2克，芝麻油适量

**做法：**

①去皮的冬瓜切成薄片。锅中注水烧开，倒入冬瓜片，煮至断生后捞出，沥干待用。

②把冬瓜片铺在盘中，放上午餐肉丝、木耳丝、胡萝卜丝，将冬瓜片卷起，定型制成卷，再将剩余的冬瓜片依次制成卷，放入蒸锅，大火蒸10分钟至熟，取出待用。

③热锅注水烧开，加盐、鸡粉，淋入芝麻油，拌匀淋在冬瓜卷上，撒上葱花即可。

# 葱油蒸大黄鱼

**材料** 黄鱼420克，姜片、葱段、葱丝各少许

**调料** 盐3克，料酒、生抽各10毫升，食用油适量

**做法：**

①黄鱼两面打上一字花刀，抹上盐和料酒，腌10分钟。准备1双筷子放于盘子底部撑住黄鱼，待用。

②电蒸锅注水烧开，放上黄鱼，撒上姜片、葱段，加盖，蒸12分钟；揭盖，取出蒸好的黄鱼，取下筷子，在鱼身上铺上一层葱丝。

③热锅注油，烧至六成热，盛出，浇在葱丝上，再往鱼两边淋上生抽即可。

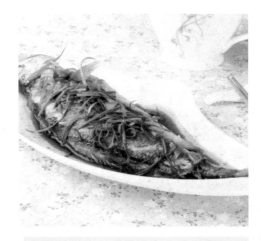

**功效** 黄鱼含丰富的蛋白质、微量元素和维生素，对体质虚弱的中老年人来说，食疗效果甚佳。

# 橄榄栗子鹌鹑

**材料** 鹌鹑240克，青橄榄50克，瘦肉55克，板栗60克

**调料** 盐、鸡粉各3克

**做法：**

①将洗净的青橄榄拍破，洗净的瘦肉切成小块，处理好的鹌鹑切小块。

②瘦肉入沸水锅中汆去血水，捞出待用。

③鹌鹑入沸水锅中，汆去血水，捞出待用。

④砂锅注入适量清水烧开，倒入瘦肉、鹌鹑、青橄榄、板栗，搅匀。

⑤加盖，大火烧开后用小火炖1小时；揭盖，放入盐、鸡粉，拌匀调味即可。

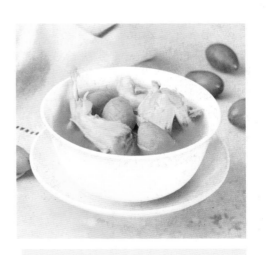

**功效** 鹌鹑肉有养血滋补之功，配以养胃健脾、补肾强筋的板栗，能预防中老年人骨质疏松。

# 山药土茯苓煲瘦肉

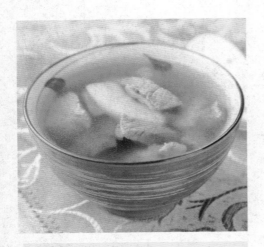

**材料** 猪瘦肉260克，山药、土茯苓、姜片
各少许

**调料** 料酒4毫升，盐、鸡粉各2克

**做法：**

①洗好的猪瘦肉切条形，改切成丁。

②锅中注入清水烧开，倒入切好的瘦肉，淋
入一半料酒，氽去血水，捞出，沥干备用。

③砂锅中注入适量清水烧热，倒入土茯苓、
山药、姜片。

④放入瘦肉，淋入剩下的料酒，拌匀，盖上
盖，烧开后用小火煮约40分钟。

⑤揭开盖，加入盐、鸡粉，拌匀调味即可。

**功效** 猪瘦肉有补肾养血、滋阴润燥、增
强免疫力等功效，中老年人可适当食用。

# 薏米莲藕排骨汤

**材料** 去皮莲藕200克，水发薏米150克，
排骨块300克，姜片少许

**调料** 盐2克

**做法：**

①洗净的去皮莲藕切块。

②锅中注入适量清水，大火烧开，倒入排骨
块，氽片刻，捞出，沥干水分，装盘待用。

③砂锅中注入适量清水，倒入排骨块、莲
藕、薏米、姜片，拌匀。

④加盖，大火煮开转小火煮3小时至析出有
效成分。

⑤揭盖，加入盐，搅拌片刻至入味即可。

**功效** 薏米具有降血脂、促进新陈代谢等
功效，中老年人经常食用能延缓衰老。

# 薏米茯苓鸡骨草鸭肉汤

**材料** 水发薏米150克，鸡骨草30克，茯
苓20克，鸭肉500克，冬瓜块300
克，姜片少许

**调料** 盐适量

**做法：**

①锅中注入清水烧开，倒入鸭肉，搅匀，汆
去血水；捞出，沥干水分待用。

②砂锅中注清水，大火烧热，倒入鸭肉、冬
瓜、薏米、鸡骨草、茯苓、姜片，拌匀。

③加盖，煮开后转小火煮约2小时。

④揭盖，加入少许盐，搅匀调味。

⑤关火，将煮好的汤盛出，装碗中即可。

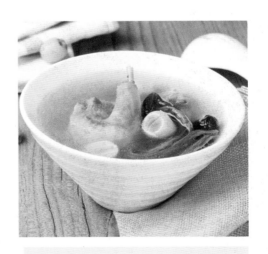

**功效** 鸭肉具有清热解毒、促进食欲、润
肠通便等功效，中老年人食用能调节胃肠
道功能。

# 茶树菇莲子炖乳鸽

**材料** 乳鸽块200克，水发莲子50克，水
发茶树菇65克

**调料** 盐、鸡粉各1克

**做法：**

①往陶瓷内胆中放入洗净的乳鸽块，放入泡
好的茶树菇，加入泡好的莲子。

②注入适量清水，加入盐、鸡粉，拌匀。

③取出养生壶，通电后放入陶瓷内胆，盖上
内胆盖。

④壶内注入适量清水，盖上壶盖，按下"开
关"键，选择"炖补"图标，机器开始运
行，炖约200分钟，至食材熟软入味即可。

**功效** 乳鸽可增强体质，茶树菇保健作用
较好，莲子能养心安神。本品适合中老年
人食用。

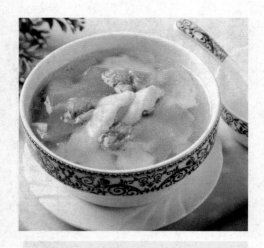

功效 草鱼具有促进食欲、滋补身体、增强免疫力等功效，可供中老年人食用。

# 菊花鱼片汤

**材料** 草鱼肉500克，莴笋200克，高汤200毫升，姜片、葱段、菊花各少许

**调料** 盐4克，鸡粉3克，水淀粉4毫升，食用油适量

**做法：**

①莴笋切薄片；草鱼肉切成双飞鱼片。

②取1个碗，倒入鱼片，加入1克盐、水淀粉，拌匀，腌渍片刻。

③热锅中注油，入姜片、葱段，爆香，加清水、高汤，煮开，加莴笋片，煮至断生。

④加入3克盐、鸡粉，倒入鱼片、菊花。

⑤搅拌片刻，稍煮一会儿使鱼肉熟透即可。

功效 能燥湿化痰的橘皮搭配蛋白质丰富的草鱼、豆腐煮汤，中老年人食用能预防秋燥咳嗽。

# 橘皮鱼片豆腐汤

**材料** 草鱼肉260克，豆腐200克，橘皮少许

**调料** 盐2克，鸡粉、胡椒粉各少许

**做法：**

①将洗净的橘皮切开，再改切细丝；洗好的草鱼肉切片；洗净的豆腐切小方块。

②锅中注入适量水烧开，入豆腐块，拌匀。

③大火煮约3分钟，加入盐、鸡粉，拌匀调味，放鱼肉片，搅散，撒上适量胡椒粉。

④转中火煮约2分钟，至食材熟透，倒入橘皮丝，拌煮出香味。

⑤关火后盛出煮好的豆腐汤，装碗即可。

# 莲子百合甜汤

**材料**　水发银耳40克，水发百合20克，枸
杞5克，水发莲子30克

**调料**　冰糖15克

**做法：**

①银耳切去根部，切成碎。

②往闷烧罐中倒入银耳、百合、莲子，注入
刚煮沸的开水至八分满。

③旋紧盖子，摇晃片刻，静置1分钟，使食
材和闷烧罐充分预热。

④揭盖，将开水倒出，加入枸杞、冰糖，再
次注入沸水至八分满。旋紧盖子，摇晃片
刻，使食材充分混匀，闷烧2个小时即可。

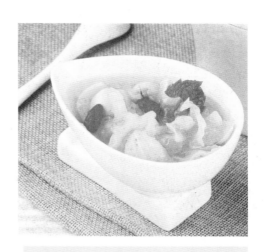

**功效**　银耳具有润肤、祛斑、抗皱、延年
益寿、抗癌等功效，是中老年女性的滋补
佳品。

# 银耳莲子马蹄羹

**材料**　水发银耳150克，去皮马蹄80克，
水发莲子100克，枸杞15克

**调料**　冰糖40克

**做法：**

①洗净的马蹄切碎，洗净的莲子去心。

②砂锅中注入适量清水烧开，倒入马蹄、莲
子、银耳，拌匀。

③加盖，大火煮开转小火煮1小时至熟；揭
盖，加入冰糖、枸杞，拌匀。

④加盖，续煮10分钟至冰糖溶化；揭盖，
稍稍搅拌至入味。

⑤关火后盛出煮好的羹，装碗即可。

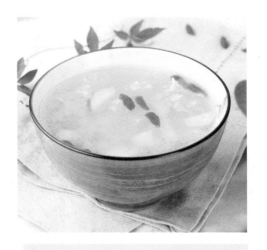

**功效**　马蹄含有多种营养成分，搭配银耳
同食，能清热解毒、养心润肺，适合秋季
食用。

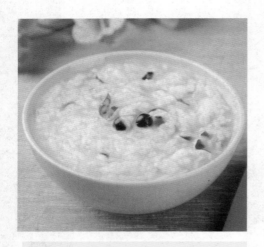

莲子含有莲心碱，具有益心补肾、安神镇静的功效，中老年人食用能预防失眠。

# 芡实莲子粥

**材料** 水发大米120克，水发莲子75克，水发芡实90克

**做法：**

①砂锅中注入清水烧开，倒入备好的芡实、莲子，搅拌一会儿。

②盖上锅盖，烧开后用中火煮约10分钟至其熟软。

③揭开锅盖，倒入洗净的大米，拌匀。

④再盖上锅盖，用中火煮约30分钟至食材完全熟软。

⑤揭开锅盖，持续搅拌片刻。

⑥将煮好的粥盛出，装入碗中即可。

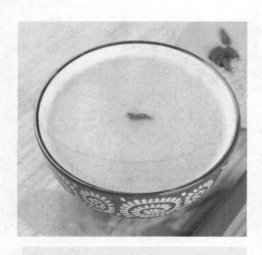

枸杞具有滋补肝肾、益精明目、增强免疫力等功效，适量进食可有效预防干眼症。

# 枸杞小米豆浆

**材料** 枸杞20克，水发小米30克，水发黄豆40克

**做法：**

①将已浸泡8小时的黄豆倒入碗中，加入已浸泡4小时的小米，加入清水洗净，倒入滤网中，捞出沥干。

②枸杞倒入豆浆机中，放入黄豆和小米，注入适量清水，至水位线即可。

③盖上豆浆机机头，选择"五谷"程序，再选择"开始"键，运转15分钟即成豆浆。

④断电，取下机头，把煮好的豆浆倒入滤网，滤取豆浆，用汤匙捞去浮沫即可。

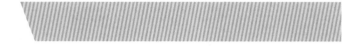

# 秋季多发病
# 与食疗方

## 便秘

中老年人随着年龄的增加会使肠管的张力和蠕动减弱，食物在肠道停留过久，水分易被吸收，导致大便燥结；年龄的增加还会使胃结肠反射减弱，参与排便的肌肉张力低下，从而引起便秘。

### 预防便秘的关键营养素

【膳食纤维】膳食纤维被誉为"肠道的清道夫"，包括水溶性和不可溶性两种。水溶性纤维素能软化粪便，增加肠道益生菌数量，调整人体内的微生态平衡；不可溶性纤维素能在肠道内吸水膨胀，刺激肠壁，加快肠道蠕动以及吸附有害物质，并将其排出体外。

【维生素B₁】维生素$B_1$对分解乙酰胆碱的胆碱酯酶有抑制作用。当人体缺乏维生素$B_1$时，胆碱酯酶活性增高，会引起排便神经传导障碍，影响支配胃肠道、腺体等处的神经传导，从而造成胃肠蠕动缓慢、消化腺分泌减少等，进而引起便秘。

【维生素D】维生素D可促进钙的吸收，有利于肠道平滑肌收缩，促进肠蠕动，可改善因肠道问题所引起的便秘。对于易便秘的中老年人来说，适量补充维生素D既可促进钙的吸收、预防骨质疏松，还有助于改善便秘。

### 合理膳食，巧防便秘

【避免进食过少或食物过于精细】过于精细的食物胃肠道容易消化吸收，进入肠道的残渣就会减少，无粪便形成或形成量少，无法刺激肠壁蠕动，影响排便。

【可适当喝酸奶】酸奶中的乳酸菌能够调节机体胃肠道正常菌群，在肠道中形成生物膜，提供屏障，维持肠道酸性环境，防止坏菌在肠道定居繁殖、产生有毒物质，以利于大便的排出。

【多食产气食物】便秘患者可多食产气食物，如土豆、白萝卜、洋葱、黄豆、香蕉等帮助产生气体，气体在肠内鼓胀能增加肠蠕动，起到下气利便的作用。

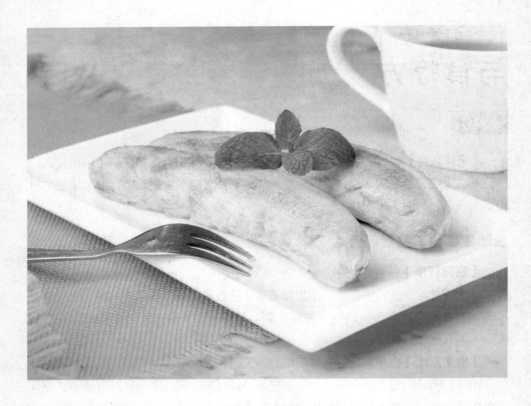

## 蜜烤香蕉

**功效** 香蕉有消除疲劳、清热润肠等功效，搭配柠檬食用有美白肌肤、预防便秘等功效。

**材料** 香蕉200克，柠檬80克

**调料** 蜂蜜30克，食用油适量

**做法：**

①香蕉去皮；洗好的柠檬对半切开。

②用油起锅，放入香蕉，煎约1分钟至两面微黄。

③关火后夹出煎好的香蕉，放入烤盘中待用。

④将香蕉均匀刷上蜂蜜，挤上柠檬汁；将烤盘放入烤箱。

⑤关好箱门，将上火温度调至180℃，选择"双管发热"功能，再将下火温度调至180℃，烤10分钟至香蕉熟透。

⑥取出烤盘，将烤好的香蕉放入盘中即可。

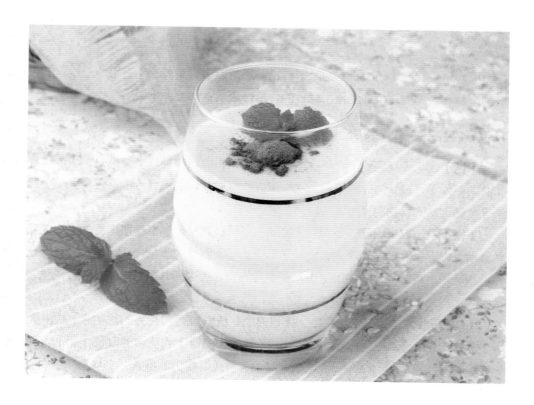

# 糙米牛奶

功效 糙米所含的不可溶性纤维素能在肠道内吸水膨胀，刺激肠壁，加快肠道蠕动，防治便秘。

**材料**　牛奶60毫升，水发糙米170克，香草粉、抹茶粉、肉桂粉各15克

**调料**　盐、白糖各2克，食用油适量

**做法：**

①取出洗净的榨汁杯，放入泡好的糙米，注入约150毫升凉开水，加入盐、白糖、食用油，盖上盖，将榨汁杯安在榨汁机上，榨约30秒成糙米汁。

②锅置火上，倒入糙米汁，用中小火煮至微开，倒入肉桂粉。

③搅拌均匀，注入约500毫升清水，稍煮2分钟，边煮边搅拌。

④倒入牛奶、香草粉，搅匀，续煮1分钟，关火后盛出，再放上抹茶粉即可。

## 失眠

中老年失眠在病因病机方面除了与精神思想因素有关外，还有可能是由年老带来的全身和大脑皮质生理变化所导致的，治疗应从这两方面下手。

### 预防失眠的关键营养素

【钙】成年人缺钙晚上会入睡困难，睡着了也容易腿抽筋。缺钙时，人的神经和肌肉都处于兴奋状态，易引起失眠。所以平时要注重奶类、豆制品、绿叶菜、坚果等含钙丰富的食物的摄入。

【镁】镁是放松大脑的重要营养物质，可以放松神经、舒缓肌肉。缺乏镁的症状包括肌肉疼痛、抽筋和痉挛，此外还有焦虑和失眠。在食物中，镁的首要来源是种子和坚果，新鲜蔬菜和水果中也含有丰富的镁，菠菜和甘蓝等深绿色绿叶蔬菜含镁尤其丰富。

【B族维生素】B族维生素是一类和神经系统健康密切相关的维生素，尤其是维生素$B_1$、维生素$B_6$、叶酸、维生素$B_{12}$等对神经的镇定和情绪的改善作用非常明显。平时应注重粗粮、坚果、豆类、绿叶菜、香蕉、瘦肉的摄入，少量吃一些内脏也是可以的。

### 合理膳食，巧防失眠

【注意摄取有养心安神、促进睡眠作用的食物】蛋、牛奶、酸奶、奶酪等含有的色氨酸可促进大脑分泌出使人困倦的5-羟色胺，可常食。另外还可进食核桃、百合、桂圆、莲子、红枣、小麦、蜂蜜等养心安神的食物。

【睡前喝少量牛奶、糖水】牛奶中的色氨酸具有抑制大脑皮质兴奋性的作用，可使失眠患者兴奋的神经安静下来。有些失眠患者由于心情不好，大脑中所含的血清素不足，糖水可以在体内产生血清素，及时补充大脑的需要。

【忌过食辛辣和不消化的食物】过多食用辛辣刺激性食物，如辣椒等，能够兴奋神经，加重神经衰弱、失眠。过食不易消化的食物，如油炸食品、肥肉、黏米、黏面，在胃中的存留时间过长，影响睡眠。

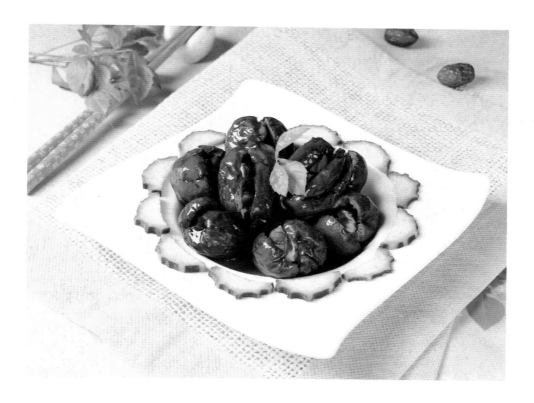

# 蒸红袍莲子

功效 红莲子具有补血养颜、养心安神的功效，对心肾不交所致的失眠多梦有很好的防治效果。

**材料** 水发红莲子80克，大枣150克

**调料** 白糖3克，水淀粉5毫升，食用油适量

**做法：**

①大枣用剪刀剪开，逐个去除枣核，将莲子放入大枣中。

②装入盘中，再注入少量温开水，待用。

③蒸锅上火烧开，放上红枣，盖上锅盖，中火蒸30分钟至熟软；掀开锅盖，取出红枣。

④将剩余的汁液倒入锅中，烧热。

⑤加入白糖、食用油，倒入水淀粉，调成糖汁，浇在红枣上即可。

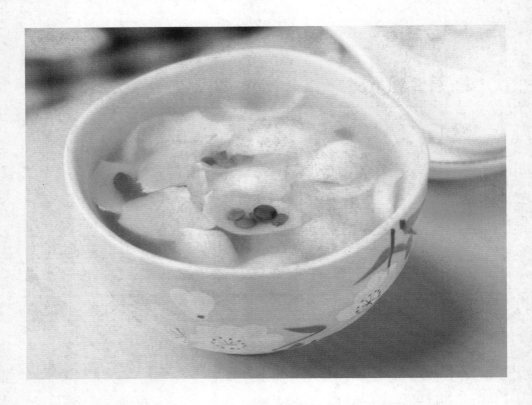

# 枣仁鲜百合汤

百合能清心除烦、宁心安神，枣仁可用于调理神经衰弱，失眠的中老年人可饮用本品。

**材料** 鲜百合60克，酸枣仁20克

**做法：**

①将洗净的酸枣仁切碎，备用。

②砂锅中注入适量清水烧热，倒入切好的酸枣仁。

③加盖，用小火煮约30分钟，至其析出有效成分。

④揭盖，倒入洗净的百合，搅拌匀。

⑤用中火煮约4分钟，至食材熟透。

⑥关火后盛出煮好的汤，装入碗中，即可食用。

## 抑郁症

抑郁症一般被分为外源性和内源性两大类。所谓外源性，通常是指对生活中的不幸事件、工作和学习的压力等精神刺激事件反应的结果。而内源性则是遗传成分比较突出，是抑郁症的一种常见类型。

### 预防抑郁症的关键营养素

【镁】镁被称为精神紧张的解药。在日常饮食中增加含镁食物，有助于提高你的情绪。如坚果类、豆类、深绿叶蔬菜还有粗粮，都可以提高镁的摄入量。

【维生素B$_{12}$】维生素B$_{12}$缺乏会影响人的心理健康。有研究表明，患有严重抑郁的老年妇女中，超过1/4的人维生素B$_{12}$不足。维生素B$_{12}$主要存在于动物性食物（肉、鱼、家禽、蛋、奶）和贝类海鲜中，大多数成年人每日需要消耗2.4微克维生素B$_{12}$。

【叶酸】低叶酸水平的人对抗抑郁药物治疗的反应率只有7%，而高叶酸水平的人可以达到44%。因此很多精神科医生将叶酸用来辅助治疗，提高抗抑郁药的有效性。可以选择通过食用富含叶酸的绿叶蔬菜、豆类和柑橘类等食物获取。

【碘】碘缺乏会影响甲状腺功能，甲状腺功能减弱后，人会感到情绪低落。碘盐、海藻、虾或鳕鱼等都有助于补碘。成人补碘的每日推荐量为150微克。

### 合理膳食，巧防抑郁症

【以高蛋白、高纤维素、高热量的饮食为主】抑郁会导致失眠，而长期失眠会消耗人体大量的能量，故应及时补充高蛋白、高纤维素、高热量的食物。

【可适当增加糖类的摄入量】糖类对大脑有一定的安定作用，饮食中糖类含量降低可造成5-羟色胺流失及产生抑郁症。可适量进食含糖量高的蔬菜和水果，如葡萄、香蕉、苹果、土豆、山药、胡萝卜等。

【多食入心经的食物】宜多吃入心经的食物，如莲藕、绿豆、红豆、小麦等。

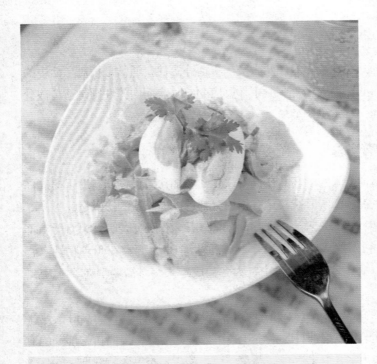

土豆金枪鱼沙拉

金枪鱼含有Ω-3脂肪酸，能减轻抑郁症症状，同时脂肪含量少，中老年人可适当食用。

**材料** 土豆150克，熟金枪鱼肉50克，玉米粒40克，蛋黄酱30克，洋葱15克，熟鸡蛋1个

**调料** 盐少许，黑胡椒粉2克

**做法：**

①土豆切滚刀块；洗好的洋葱切丝，再切丁；把熟金枪鱼肉撕成小片。

②取熟鸡蛋，去除蛋壳，对半切开，再切小瓣。

③锅中注清水烧开，倒入玉米粒，用大火煮至食材断生；捞出材料，沥干水分，待用。

④取1个小碗，倒入备好的蛋黄酱，放入洋葱丁，搅拌匀，撒上黑胡椒粉，拌匀。

⑤加入盐，搅匀，制成酱料，待用。

⑥蒸锅置火上烧开，放入土豆块，盖上盖，用中火蒸至食材熟透；揭盖，取出食材，待用。

⑦取1个大碗，放入蒸熟的土豆块，倒入焯好的玉米粒，放入金枪鱼肉。

⑧加入调好的酱料，搅拌均匀，至食材入味，盛入盘中，再放上切好的熟鸡蛋即成。

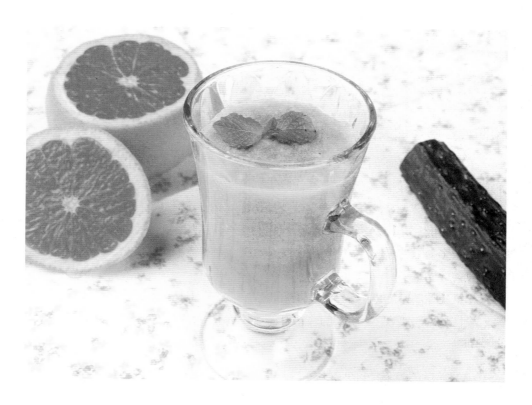

# 葡萄柚黄瓜汁

功效　葡萄柚中含有酸性物质，其可以消除疲劳、美化肌肤，中老年人食用能有效对抗抑郁症。

材料　葡萄柚120克，黄瓜50克，柠檬20克

做法：

①洗净的葡萄柚去皮，切成小块。

②洗净的黄瓜去皮，切成条，再切成丁，待用。

③备好榨汁机，倒入切好的葡萄柚块、黄瓜丁。

④挤入适量柠檬汁，倒入凉开水。

⑤盖上盖，榨取蔬果汁。

⑥打开盖，将蔬果汁倒入杯中即可。

## 慢性咽炎

慢性咽炎属中医学"喉痹"范畴，为咽黏膜、黏膜下及淋巴组织的慢性炎症。本病在临床中常见，病程长，症状容易反复发作，多见于成年人。

### 预防慢性咽炎的关键营养素

【蛋白质】增加蛋白质的摄入能提高人体免疫力。人体免疫力的强弱与咽喉炎的复发与否有直接联系。吃富含胶原蛋白和弹性蛋白的食物，如猪蹄、蹄筋、鱼类、豆类、海产品等，有利于慢性咽炎损伤部位的修复。

【B族维生素】B族维生素有利于促进损伤咽部的修复，并消除呼吸道黏膜的炎症。应多摄入富含B族维生素的食物，如瘦肉、鱼类、新鲜水果、绿色蔬菜、奶类、豆类等。

【维生素C】维生素C能增加咽炎的抗体生成，调节炎症因子的生成和释放，减轻炎性反应。富含维生素C的蔬果有柠檬、猕猴桃、芹菜、柚子、草莓、花菜、西红柿等。

### 合理膳食，巧防慢性咽炎

【少荤多素，饮食清淡】清淡饮食可保持人体正常需要的营养素，既抵御秋季的干燥，又保证了咽部黏液腺的分泌，使咽黏膜得到充分濡养。

【多吃一些有清热生津作用的新鲜蔬果】如梨、甘蔗、西瓜、白萝卜、丝瓜、马蹄、藕、冬瓜等，能清热生津，减轻咽喉部炎症。

【进食滋养咽喉的药材】如用金银花、野菊花和胖大海3味中药泡茶就是一剂很好的润喉良药。另外，如咽喉含片、枇杷膏之类也能起到较好的辅助治疗效果。

【多喝水】水在人体有润滑作用，关节润滑剂、胃肠黏液、呼吸系统气道内的黏液、泌尿生殖道黏液等的生成都离不开水，清淡的温开水是很好的水分补充。

【戒烟酒，忌辛辣】烟、酒及辛辣刺激性的食物，均能刺激咽喉黏膜，导致咽干、咽痛、嘶哑、咽痒咳嗽等症状，所以预防咽炎首先要少酒、戒烟、禁辣。

# 蜂蜜蒸木耳

**材料** 水发木耳15克，枸杞少许

**调料** 红糖、蜂蜜各少许

**做法：**

①取1个碗，倒入洗好的木耳。

②加入少许蜂蜜、红糖，搅拌均匀，倒入蒸盘中，备用。

③蒸锅上火烧开，放入蒸盘。

④加盖，用大火蒸约20分钟至食材熟透。

⑤关火后揭开锅盖，将木耳取出。

⑥撒上少许枸杞点缀即可。

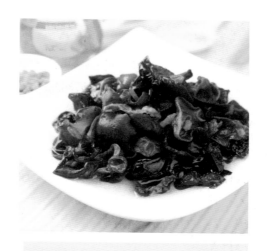

**功效** 蜂蜜具有改善睡眠、保护肝脏、美容养颜等功效，还能在口腔内起到灭菌消毒的作用。

# 苦瓜菊花汤

**材料** 苦瓜500克，菊花2克

**做法：**

①洗净的苦瓜对半切开，刮去瓤籽，斜刀切成块。

②砂锅中注入适量清水，大火烧开。

③倒入苦瓜，搅拌片刻，倒入菊花。

④搅拌片刻，煮开后略煮一会儿至食材完全熟透。

⑤关火，将煮好的汤盛出，装入碗中，即可食用。

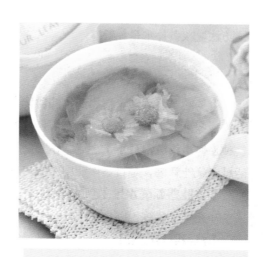

**功效** 苦瓜具有清热解毒的功效，搭配菊花煮汤，能有效缓解中老年人慢性咽炎的症状。

## 秋燥咳嗽

中医学认为，秋与肺相应，燥为秋令之主气。秋燥之邪易通过口、鼻、呼吸道或皮毛侵犯于肺，影响肺脏清润的功能，而发生秋天特有的燥性咳嗽。

### 预防咳嗽的关键营养素

【维生素E和维生素C】维生素E和维生素C最重要的功能是可清除人体内加速人体衰老的自由基，增强自身的免疫力，还能抵制老年斑的生成，从而使人健康长寿。其中富含维生素E的食物有植物油、大豆、芝麻、花生、核桃、瓜子仁、谷米等，其中的豆油含量最高；富含维生素C的食物有红枣、柑橘、辣椒、西红柿、猕猴桃等。

【锌】锌元素是免疫器官胸腺发育必需的营养素，只有锌量充足才能有效保证胸腺发育，正常分化T淋巴细胞，促进细胞免疫功能。锌量充足可防止病毒或细菌的侵袭，以免加重咳嗽。

【水】水容易透过细胞膜进入细胞促进人体的新陈代谢，增加血液中的血红蛋白含量，增强机体免疫功能，提高人体抗病能力。秋燥易使人处于缺水的状态，故预防秋燥咳嗽补水是关键。

### 合理膳食，巧防咳嗽

【多吃一些清淡、容易消化的食物】面食如面条之类的可以多吃，菜尽量吃些青菜，像上海青、山药、银耳等不仅具有滋阴润燥的功效，还能缓解咳嗽。

【补水首选白开水】生活中常喝的饮品包括白水、茶水、饮料等，白水不仅含能量，又能解渴，是日常生活中的饮用佳品，而白水中又以白开水为佳。

【多吃些新鲜水果】秋燥犯肺时身体免疫力低下，这时最好多吃一些新鲜水果，补充维生素等，以增强人体自身的抵抗力。

【忌食肥甘厚味】中医认为，秋燥咳嗽为燥邪犯肺所致，日常饮食中，多食肥甘厚味可产生内热，无异于火上浇油，不仅会加重咳嗽，还会使痰多黏稠，不易咳出。严重者还会诱发哮喘，使疾病难以治愈。

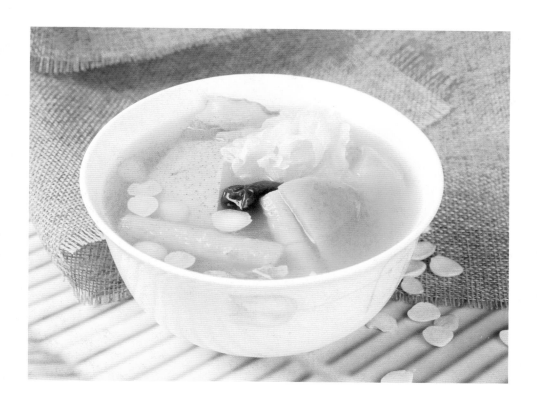

# 沙参玉竹雪梨银耳汤

**功效** 雪梨具有养心润肺、解毒清燥、止咳化痰等功效，常食能预防秋燥咳嗽。

**材料** 沙参15克，玉竹15克，雪梨150克，水发银耳80克，苹果100克，杏仁10克，红枣20克

**调料** 冰糖30克

**做法：**

①洗净的雪梨和苹果均去核，切成块。

②砂锅中注入适量清水烧开，倒入沙参、玉竹、雪梨、银耳、苹果、杏仁、红枣，拌匀。

③加盖，大火煮开后转小火煮2小时至有效成分析出。

④揭盖，加入冰糖，拌匀。

⑤加盖，稍煮至冰糖溶化；揭盖，略搅拌至入味。

⑥关火后盛出煮好的汤，装入碗中即可。

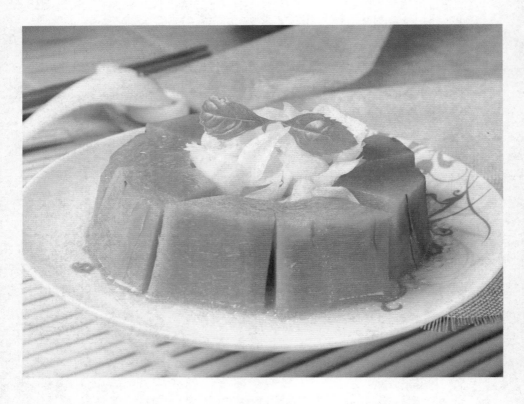

# 百合蒸南瓜

百合含有蛋白质、脂肪、淀粉等成分，有清热解毒、润肺止咳等功效，可预防秋燥咳嗽。

**材料** 南瓜200克，鲜百合70克

**调料** 水淀粉4毫升，冰糖30克，食用油适量

**做法：**

①洗净去皮的南瓜切成块，整齐摆入盘中。

②在南瓜上摆上冰糖、百合，待用。

③蒸锅注水烧开，放入南瓜盘，盖上锅盖，大火蒸25分钟至熟软。

④掀开锅盖，将南瓜取出。

⑤另取1个锅，倒入糖水，加入水淀粉，搅拌匀，淋入食用油，调成芡汁。

⑥将调好的芡汁浇在南瓜上即可。

## 胃病

　　胃病为多种肠胃病的总称，年龄越大，发病率越高，特别是50岁以上的中老年人更为多见，男性高于女性，如不及时治疗，长期反复发作，极易转化为癌肿。

### 预防胃病的关键营养素

　　【亚麻酸和亚油酸】亚麻酸和亚油酸是构成胃黏膜的核心成分，为胃肠黏膜受损的修复提供原料。火麻仁、深海鱼类、核桃中亚麻酸和亚油酸的含量丰富。

　　【维生素A】维生素A在防止胃溃疡恶变过程中也可能起一定作用。动物性食物如肉类、蛋类和奶类中，维生素A含量丰富。植物性食物中并不含维生素A，而含胡萝卜素，人体摄入后，在肝脏中转化为维生素A，蔬菜水果如胡萝卜、芹菜、西红柿、苋菜、桃子、柿子等均含丰富的胡萝卜素。

　　【维生素E】维生素E是一种良好的天然脂溶性维生素，在体内可保护易被氧化的物质，减少过氧化脂质的生成。同时，大量的维生素E又可促进毛细血管和小血管增生，并改善周围血液循环，增加供氧，从而给溃疡面愈合创造良好的营养条件。此外，尚可抑制幽门螺旋杆菌的生长，使溃疡病愈合后的复发率降低。

### 合理膳食，巧防胃病

　　【饮食宜素淡，少食肥甘厚味的食物】"胃喜淡薄而畏多谷"，素淡的食品利于人体的消化吸收，便于保护胃。

　　【饮食宜少】少食可以养胃，晚饭宜少，食黏、硬、难消化的宜少；食荤、油腻的宜少；食腌制的宜少；食香燥煎炒的宜少；饮茶宜少；饮酒宜少。特别是中老年人，一日三餐，数量以八成饱为宜。

　　【细嚼慢咽】在充分咀嚼食物的过程中，唾液会大量分泌，可帮助人体消化。唾液入胃后，给胃壁形成了一层保护层，减少了对胃壁的破坏。同时，胃肠道、胰腺分泌的酶也会大量增加，促进食物的消化吸收。

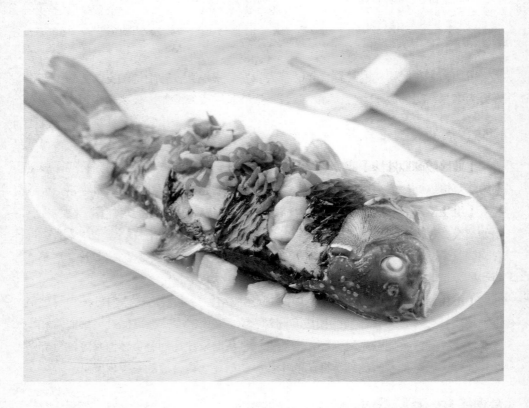

# 山药蒸鲫鱼

山药具有滋养强壮、助消化、止泻之功效，搭配鲫鱼食用能防治因消化不良所致的慢性肠炎。

**材料** 鲫鱼400克，山药80克，葱条30克，姜片20克，葱花、枸杞各少许

**调料** 盐、鸡粉各2克，料酒8毫升

**做法：**

①去皮的山药切成粒，处理干净的鲫鱼两面切上一字花刀。

②将鲫鱼装入碗中，放入姜片、葱条，加入料酒、盐、鸡粉，拌匀，腌渍15分钟，至其入味。

③腌渍好的鲫鱼装盘中，撒上山药粒，放上姜片。

④把蒸盘放入烧开的蒸锅中，盖上盖，用大火蒸10分钟，至食材熟透；揭开盖，取出蒸好的山药鲫鱼，夹去姜片，撒上葱花、枸杞即可。

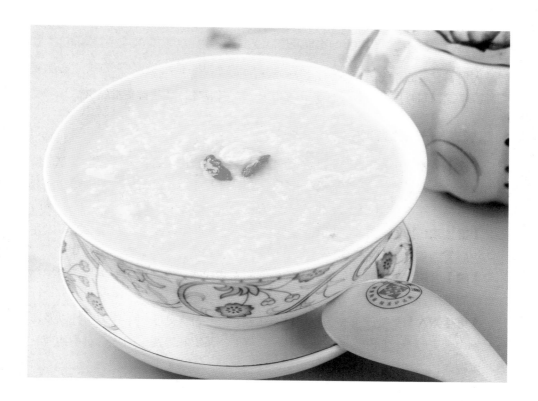

# 牛奶鸡蛋小米粥

**材料** 水发小米180克，鸡蛋1个，牛奶160毫升
**调料** 白糖适量

**做法：**

①把鸡蛋打入碗中，搅散调匀，制成蛋液，待用。

②砂锅中注入适量清水烧热，倒入洗净的小米。

③盖上盖，大火烧开后转小火煮约55分钟，至米粒变软。

④揭盖，倒入备好的牛奶，搅拌匀，用大火煮沸。

⑤加入少许白糖，拌匀，再倒入备好的蛋液，搅拌匀，转中火煮一会儿，至液面呈现蛋花。

⑥关火后盛出煮好的小米粥即可。

**功效** 小米膳食纤维含量多，搭配牛奶与鸡蛋，不仅能养脾胃，还能健胃消食，减轻胃肠负担。

## 脱发

人到了一定的年纪后，会因为身体功能的下降、代谢的减缓，而导致头发的养分供给不足，同时皮肤老化等现象，故中老年人出现脱发是非常正常的事情。

## 预防脱发的关键营养素

【铁】头发的生长过程中需要铁的合成，头发健康地生长，补铁非常重要，铁质丰富的食物有黄豆、黑豆、蛋类、带鱼、虾、熟花生、菠菜、鲤鱼、香蕉、胡萝卜、土豆等。这些食物对脱发情况都非常有帮助。

【维生素E】维生素E可抵抗毛发衰老，促进细胞分裂，使毛发生长。可以用来防治脱发的食材有芹菜、苋菜、菠菜、枸杞菜、芥菜、金针菜等。

【碘】含碘高的食物能促进脑神经细胞的新陈代谢，有利于头发生长。含碘高的食物有海带、紫菜、牡蛎等。

【维生素A】头发脱落和头皮屑是维生素A缺乏的常见症状。鱼类、虾以及蛋类食物中含有较丰富的维生素A，胡萝卜、菠菜、莴笋叶等蔬菜中均含有类胡萝卜素，可在人体内转化为维生素A。

## 合理膳食，巧防脱发

【多吃含碱性物质的蔬菜和水果】脱发及头发变黄的因素之一是由于血液中有酸性毒素，长期过食纯糖类和脂肪类食物，易使人体产生酸性毒素，而碱性的蔬果能中和血液中的酸性毒素。碱性的蔬果有洋葱、莲藕、生菜、金针菇、冬瓜、哈密瓜等。

【合理摄入优质蛋白质】每天摄入的蛋白质是头发的助长剂。可合理摄入含优质蛋白质的鱼类、肉类、蛋类、豆制品和牛奶等食物。

【多进食富含矿物质的食物】微量元素中的铜、铁等在维持头发的健康方面有着重要的作用，因此要多吃富含矿物元素的食物。

# 黑豆核桃乌鸡汤

**材料** 乌鸡块350克，水发黑豆80克，水
发莲子、核桃仁各30克，红枣25
克，桂圆肉20克

**调料** 盐2克

**做法：**

①锅中注入适量清水烧开，倒入乌鸡块，氽
片刻。

②关火，捞出氽好的乌鸡块，沥干水分，装
盘待用。

③砂锅中注入适量清水，倒入乌鸡块、黑
豆、莲子、核桃仁。

④放入备好的红枣、桂圆肉，拌匀。

⑤加盖，大火煮开转小火再煮3小时至食材
熟软。

⑥揭盖，加入盐，搅拌片刻至入味。

⑦关火，盛出煮好的汤，装碗中即可。

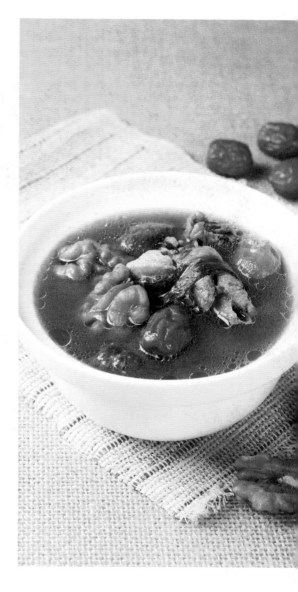

**功效** 黑豆中含有丰富的铁，乌鸡能补虚，搭配核桃煮汤可缓解中老年人脱发的症状。

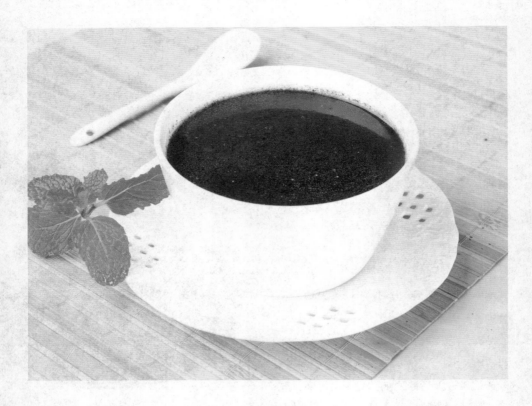

# 首乌芝麻糊

**材料** 山药95克，首乌70克，黑芝麻粉170克

**调料** 白糖适量

**做法：**

①洗净去皮的山药切条，再切丁。

②砂锅中注入适量的清水，大火烧开。

③倒入山药、首乌、黑芝麻粉，搅匀至糊状。

④待成糊状，加入白糖，搅匀。

⑤关火，将煮好的芝麻糊盛出即可。

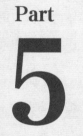

Part

# 5

中老年人冬季
养生与防病饮食

## 冬季养肾祛寒
# 固根本
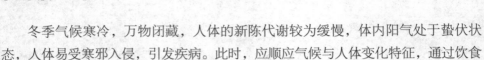

冬季气候寒冷，万物闭藏，人体的新陈代谢较为缓慢，体内阳气处于蛰伏状态，人体易受寒邪入侵，引发疾病。此时，应顺应气候与人体变化特征，通过饮食进行温补，保存阳气、养精蓄锐，增加机体防寒能力，改善体质。

## 冬季饮食调养原则

| | |
|---|---|
| 多吃养肾的食物 | 冬季是万物闭藏的季节，中医认为，此时应顺应自然收藏之势，注意养生调肾，在进补上要以肾为中心，多吃养肾的食物，以使来年身体更好。中老年人可根据自身体质选择恰当食物进补，肾阴虚者可选用绿豆、银耳、板栗、粟米、枸杞、海参等食物，肾阳虚者宜选择羊肉、鹿茸、肉苁蓉、肉桂、生姜、核桃、韭菜等食物。此外，黑色食物也有补肾强肾的功效，如黑米、黑豆、黑木耳、紫菜、海带等。 |
| 多补充热量性食物 | 冬季，人体代谢易受寒冷气候的影响，蛋白质、脂肪、糖类三大类热源性营养素的分解速度加快，人体热量易散失。因此，冬季饮食应以增加热量性食物为主，可适当摄入富含糖类和脂肪的食物，增加机体对低温的耐受力。还应多摄入富含优质蛋白质的食物，如瘦肉、鸡蛋、鱼类、豆类及其制品等，这些食物所含的蛋白质，不仅便于人体吸收，且富含人体所必需的氨基酸，可增加中老年人的耐寒和抗病能力。 |
| 摄入适量的维生素 | 冬季来临，人体容易出现维生素供给不足的现象，如缺乏维生素C导致不少中老年人发生口腔溃疡、牙根肿痛、出血、大便秘结等症状。因此，在日常饮食中应注意摄入适量的维生素，可以选择大白菜、白萝卜、胡萝卜、黄豆芽、绿豆芽、上海青等蔬菜予以补充。还可适当吃些薯类食品，如红薯、土豆等，均富含维生素C和B族维生素。 |

| | |
|---|---|
| **多喝汤** | 冬季喝汤，对中老年人滋补祛病、防寒抗寒大有好处。多喝海带汤，可促进人体新陈代谢，有降压降脂、利尿消肿、防癌抗癌、提高人体免疫力的功效；常喝骨头汤，可以补充蛋白质以及维生素，不仅能强壮筋骨，还能保护皮肤、延缓衰老；常喝蔬菜汤，可以补益人体所需的维生素，排出体内毒素，还有健脾开胃、降糖降脂等功效。要注意，汤的温度以50摄氏度以下为宜，这样既能起到滋补强身的作用，又不会损伤口腔、胃黏膜。 |
| **吃好早餐** | 中老年人早餐吃得好，一天的身体和精神也会好。中老年人冬季的早餐以软热食物为好，如杂粮粥、果仁糊、小馄饨等都是不错的选择。早餐时间以七八点为佳，不宜太早，以免加重胃肠道负担。吃早餐前，先喝一杯温开水暖暖胃，更有利于食物的消化吸收。定时定量吃早餐，对中老年人的脾胃较有好处。此外，应尽量少选用甜食类、动物肝脏类、油炸类食品作为早餐。 |

## 冬季食补秘诀

"冬三月者为封藏"，也就是说，一到冬三月，人体摄入的营养物质容易贮藏起来，正是养精蓄锐的大好时期。中老年人可依据个人不同的体质，在这个进补效率较高的季节补益身体，增强免疫力，提高抵御疾病的能力。

| | |
|---|---|
| **肾气不足者** | 可多吃黑米、大枣、黑豆、黑芝麻、紫菜、海带等食物。 |
| **脾胃虚弱者** | 应适量吃些小米、糯米、莲心、山药、扁豆、鹌鹑等补益脾胃的食物。 |
| **阴虚内热者** | 宜进食滋阴润肺的食物，如百合、芝麻、豆腐、梨、甘蔗、蜂蜜等。 |
| **手脚冰凉者** | 羊肉、鸡肉、鹌鹑、大蒜、生姜、洋葱、桂圆、栗子等，可为老年人祛除寒气，还有增强体质的功效。 |

## 冬季养生宜食食物

### 补虚壮阳，推动人体各个脏腑的生理活动

人体阳气不足，卫表不固，会出现畏寒怕冷、四肢不温等症状。而寒邪最易伤肾阳，以致令人出现腰膝酸痛、畏寒肢冷、精神疲乏、失眠多梦、男性阳痿遗精、妇女下腹冷痛等症。

肾阳能推动人体各个脏腑的生理活动，是一身阳气的根本，肾阳不足就会影响各个脏腑的生理活动而发生病变，所以要通过后天的精心调养来呵护肾脏。所谓的肾阳虚就是人体的卫气虚弱了，保卫身体的功能降低了，也即西医常说的免疫力降低，从而出现各种不适症状。肾阳虚是每个年龄段的人都容易出现的情况，虽不是什么大病，但如果不注意的话，很容易导致胃、肾脏上的重大疾病，如肾炎、肾下

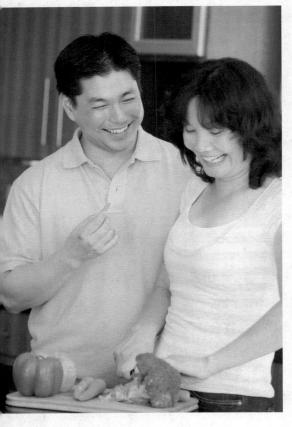

垂、胃下垂、阳痿遗精、子宫脱垂等，所以一定不要掉以轻心，可通过按摩或艾灸改善肾阳虚。足三里是强身健体的要穴，也是人体的长寿穴，每天按揉或艾灸，可养胃、补肾。关元穴是任脉上的穴位，主要作用是壮阳，可激发人体的阳气，经常小腹冰凉、腰膝酸软、畏寒肢冷、阳痿遗精的患者，可用艾灸关元穴来治疗。中医有句话叫"欲不可早"，就是说欲望是不可以提前的。欲多就会损精，如果精血受到损害，就会两眼昏花、眼睛无神、肌体消瘦等。男耗精，女耗血，"冬不潜藏，来年必虚"，所以冬季应该节制房事，以保养肾阳之气，避免耗伤精血。

冬季药膳养生宜补虚壮阳，饮食以温补为主，养阳为本，常用以下原料：冬虫夏草、杜仲、肉苁蓉、海马、海参、羊肉、韭菜等。

## 冬季补虚壮阳食材 TOP 5

### 冬虫夏草

冬虫夏草性平，味甘，归肾、肺经，为平补肺肾之佳品，可补肾益精，有兴阳起痿之功，此外，还可用于劳嗽痰血、病后体虚不复、自汗畏寒等虚弱症状。尤适宜慢性支气管炎、肾气不足、腰膝酸痛者服用。冬虫夏草搭配海马、羊肉，可补肾壮阳，对肾虚阳痿、神疲乏力者有很好的食疗作用；搭配猪肉炖汤，可补肾益肺、止咳定喘；搭配鸭肉炖汤，可用于虚劳咳嗽、自汗盗汗等症；搭配鸭肝炖汤，可用于更年期综合征。

### 杜仲

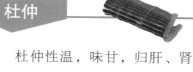

杜仲性温，味甘，归肝、肾经，具有补肝肾、强筋骨、安胎的作用，主治肾虚腰痛、妊娠漏血、胎动不安、高血压等。杜仲还具有降血压、增强肝脏功能及肾功能、增强肠蠕动、防止老年记忆力衰退、增强血液循环、增强机体免疫力等药理作用。杜仲搭配鹌鹑、巴戟天炖汤食用，可补肾壮阳，治疗肾虚阳痿；与独活、鳝鱼炖汤食用，可治疗风湿性关节炎。

### 肉苁蓉

肉苁蓉性温，味甘、咸，具有补肾阳、益精血、润肠通便的功效，常用于治疗男子阳痿，女子不孕、带下、血崩，腰膝酸软、筋骨无力、肠燥便秘等病症，是男性和女性滋补的佳品。肉苁蓉与羊肉搭配炖汤食用，能补肾壮阳、益精；与猪腰搭配炖汤食用，能补肾益精、延年益寿。

## 羊肉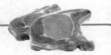

羊肉性热，味甘，归脾、胃、肾、心经。中医认为，羊肉有补肾壮阳的作用，寒冬常吃羊肉可益气补虚、温经散寒、促进血液循环、使皮肤红润、增强御寒能力。羊肉还可增加消化酶，保护胃壁，帮助消化。冬季将羊肉与肉桂、川芎搭配焖炒食用，可以有效防治冻疮；将羊肉搭配韭菜炒食，既可散寒，又可补肾壮阳。

## 韭菜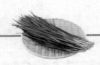

中医认为韭菜有温肾助阳、益脾健胃、行气理血、润肠通便的作用。因韭菜剪而复生，久而不乏，长盛不衰，故有"长生草"之称，因能振奋阳性，又有"起阳草"之称。中老年人多吃韭菜，可养肝，增强脾胃之气，还能帮助排便。韭菜与芹菜炒食，有补肾助阳的功效。

### 养肾藏精，提高机体免疫力

冬季是自然界万物休养生息的季节，同时也是寒邪肆虐的时节。中医认为"肾元蛰藏"，即肾为封藏之本。而肾主藏精，肾精秘藏，则使人精神健康，如若肾精外泄，则人容易被邪气侵入而得疾病。且古语云"冬不藏精，春必病瘟"，冬季没有做好"藏养生"，到春天会因肾虚而影响机体的免疫力，使人容易生病。

中医认为，肾为先天之本，《黄帝内经》中指出："肾气盛则寿长，肾气虚则早衰。"可见，人体衰老过程的快慢与肾的精气盛衰有着密切的关系。老年时期，机体的各部分功能普遍衰退，性功能不断衰退直到消失，这时会产生一系列生理变化，如头发发白、出现老年斑、皮肤皱纹增多、骨质疏松、易发生骨折、前列腺增生肥大，种种迹象都显示着肾精开始衰竭，因此老年人更应注重养精蓄锐。冬三月，此谓闭藏，冬属水，通于肾，这一时期，人体阳气偏虚，阴精内藏，因此冬季是养肾藏精的最佳时节，冬令进补以立冬至立春前这段时间最为适宜。

俗话说"三九补一冬，来年无病痛"，立冬以后直至立春以前开始"进补"，是中医提倡的养生之道。老年人在冬季还可以利用经络补肾，练习补肾固虚功，方法是：自然站立，双脚分开与肩同宽，双臂自然下垂，掌心朝内侧，中指指尖紧贴风市穴，拔顶，舌抵上颌，提肛，清除心中杂念。全身自然放松，两手心向下放至与肩平，掌心转向前，两手向前合至身前水平向下45°，两掌相合摩擦36次。然后两手转向背后，两内劳宫穴贴肾俞穴上，两手同时上下摩擦36次（一上一下为1次）。掌心翻转向外，半握拳，指尖接触掌心，外劳宫穴贴肾俞穴，站20分钟。长期坚持可以强肾补虚。

如何补肾精呢？一是要"藏"，不要让它"漏"，另外就是要从饮食方面尽可能高效地把吃的东西转化成"精"，去填充人的脑髓和骨髓。冬季养肾藏精常用的药材、食材有熟地、黄精、板栗、核桃、龟板、鹌鹑、黑豆等。

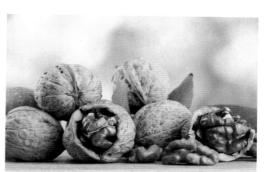

## 冬季养肾藏精食材 TOP 4

### 熟地

熟地具有滋补阴血、益精填髓的功效，主治肝肾亏虚引起的腰膝酸软、盗汗遗精、内热消渴、血虚萎黄、心悸怔忡、月经不调等症。熟地搭配枸杞、山茱萸、五味子煎水服用，可治疗肾虚腰膝酸软、遗精盗汗、老眼昏花等症；与生地、枸杞煎水服用，可有效治疗高血压；与羌活、当归、赤芍、旱莲草炼蜜制成药丸服用，可治疗白癜风。

### 龟板

龟板有滋补肾阴、平肝潜阳、退虚热等功效，主治肾阴不足、骨蒸劳热、久咳、咽干口燥、遗精、崩漏带下、腰膝痿弱无力、久痢久疟等症。龟板与熟地、何首乌煎水服用，可治肾虚耳鸣耳聋；与五味子、青蒿煎水服用，可治阴虚自汗、盗汗；生龟板与代赭石、生牡蛎打成粉服用，可治肝阳上亢所致的头痛、眩晕。

**核桃**

核桃性温，味甘，归肾、肺、大肠经，具有补肾温肺、益智补脑、润肠通便的功效。本品药食两用，温补肾阳，其力较弱，多入复方，可用来治疗肾阳虚衰、腰痛脚弱、小便频数。核桃与黑豆、芝麻打成豆浆食用，具有补肾益精、补脑润肠的功效，对老年痴呆、习惯性便秘、肾虚有较好的食疗保健作用。

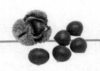

**板栗**

板栗具有补肾强腰、养胃健脾之功效，是抗衰老、延年益寿的滋补佳品，可防治骨质疏松、高血压、冠心病、动脉硬化等疾病，常吃板栗，还可有效治疗日久难愈的小儿口舌生疮和成人口腔溃疡。板栗与排骨、核桃炖汤食用，可补肾壮骨、益精填髓，对老年性骨质疏松、记忆力衰退等症有一定食疗作用。

# 冬季日常保健

| | |
|---|---|
| 改善居室环境 | 冬季气温低，人们为了保暖常将门窗紧闭，室内空气往往干燥、污浊，容易引起呼吸道疾病。因此，在控制室内温度的同时，应注意室内空气流通和温度调节，及时打开门窗通风，保持空气的新鲜干净。 |
| 进行体育锻炼 | 中老年人冬季不可整天待在室内，在力所能及的情况下，应坚持每天锻炼，这对增强体质、防病保健大有裨益。锻炼的项目、强度可因人而异，应尽量选择适合自己的运动，循序渐进。多进行一些全身性的运动，如打太极拳、慢跑、做健身操等。 |
| 加强保暖 | 因中老年人的主要脏器逐渐老化，功能减弱，适应性差，故当寒潮袭来时，高血压、脑卒中的发病率增高，心血管病人易出现心绞痛、心肌梗死。严寒还是伤风感冒、支气管炎、肺心病、哮喘病的重要诱因。因此，中老年人平时应加强防寒保暖。外出要戴好手套和耳套，衣着以松软、轻便、贴身、保暖为宜。 |

## 冬季
# 食谱推荐

## 素炒小萝卜

**材料** 小萝卜200克，蒜苗40克，香菜8克，姜片5克

**调料** 盐1克，生抽4毫升，食用油适量

**做法：**

①洗净的小萝卜切滚刀块，洗好的蒜苗切成段，洗净的香菜切段。

②用油起锅，倒入姜片，爆香，放入小萝卜，翻炒数下，加生抽，炒匀，注入少许清水，搅匀，加入盐，加盖，焖3分钟至小萝卜熟软。

③揭盖，放入蒜苗、香菜，炒匀即可。

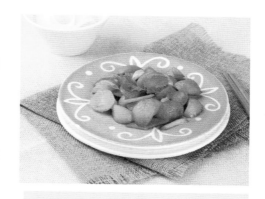

**功效** 小萝卜所含的芥子油可促进胃肠蠕动，预防便秘。另外，其本身的辣味可刺激胃液分泌，起到开胃化痰的作用。

## 板栗煨白菜

**材料** 白菜400克，板栗肉80克，高汤180毫升

**调料** 盐2克，鸡粉少许

**做法：**

①洗净的白菜切成瓣，装盘备用。

②锅中注入适量清水烧热，倒入高汤。

③放入洗净的板栗肉，拌匀，用大火略煮，待汤汁沸腾，放入切好的白菜。

④加入盐、鸡粉，拌匀，盖上盖，用大火烧开后转小火焖约15分钟，至食材熟透，揭盖，撇去浮沫盛出即可。

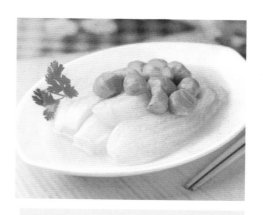

**功效** 板栗有健脾暖胃、益气补肾、壮腰强筋的功效，老年人食用可预防腰膝酸软、腰腿不利。

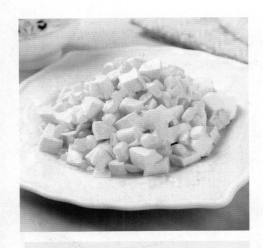

## 玉米拌豆腐

**材料**　玉米粒150克，豆腐200克
**调料**　白糖3克
**做法：**
①洗净的豆腐切成丁。
②蒸锅注水烧开，放入装有玉米粒和豆腐丁的盘子。
③加盖，用大火蒸30分钟至熟透。
④揭盖，关火后取出蒸好的食材。
⑤备一盘，放入蒸熟的玉米粒、豆腐，趁热撒上白糖即可食用。

**功效**　玉米中的维生素$B_6$、烟酸等具有刺激胃肠蠕动、加快新陈代谢的作用，有助于防病强身。

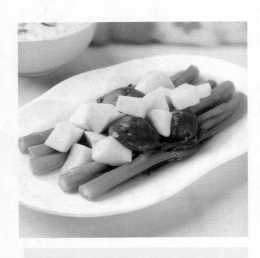

## 菌菇烧菜心

**材料**　杏鲍菇50克，鲜香菇30克，菜心95克
**调料**　鸡粉、盐各2克，生抽、料酒各4毫升
**做法：**
①将洗净的杏鲍菇切成小块。
②锅中注入适量清水烧开，加入料酒，倒入杏鲍菇，拌匀，煮2分钟。
③倒入洗好的香菇，拌匀，略煮一会儿，捞出焯好的食材，沥干水分，装盘待用。
④锅中注水烧热，倒入焯好的食材，盖上盖，用中小火煮10分钟。
⑤揭盖，加盐、生抽、鸡粉，放入菜心，拌匀，煮至变软，关火后盛出即可。

**功效**　杏鲍菇富含维生素、钙、锌等，中老年人在冬季食用可促进血液循环，增强御寒能力。

# 茯苓山楂炒肉丁

**材料**　猪瘦肉150克，山楂30克，茯苓15
克，彩椒块40克，姜片、葱段各少许

**调料**　盐、鸡粉、料酒、水淀粉、食用油
各适量

**做法：**

①山楂去蒂、核，切块；猪瘦肉切丁，加
盐、鸡粉、水淀粉、油，腌10分钟。

②锅中注水烧开，加盐、鸡粉、茯苓，略煮
片刻，放入彩椒、山楂，煮至断生，捞出。

③热锅注油，爆香姜片、葱段，放入肉丁，
淋料酒，炒匀，倒入山楂、茯苓、彩椒、鸡
粉、盐，炒匀，淋入水淀粉勾芡即可。

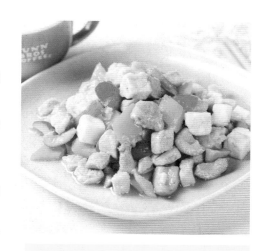

**功效**　猪瘦肉能提供人体必需的脂肪酸和
蛋白质，有补肾养血的作用，可改善老年
人体虚、畏寒症状。

# 葱爆牛肉

**材料**　大葱100克，牛肉200克，蛋清10毫
升，生粉10克，姜丝4克

**调料**　盐、鸡粉各3克，料酒4毫升，生抽5
毫升，胡椒粉2克，食用油适量

**做法：**

①大葱滚刀切段；牛肉切片，牛肉中加入
1克盐、1克鸡粉、料酒、胡椒粉，倒入蛋
清、生粉，拌匀，腌10分钟。

②牛肉入热油锅滑油，捞出待用。

③锅中注油烧热，入姜丝、葱段，爆香，加
牛肉片，炒片刻，淋生抽，炒匀。

④放入2克盐、2克鸡粉，翻炒匀即可。

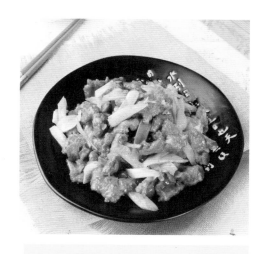

**功效**　牛肉中所含的氨基酸，其组成非常
接近人体需要，食之能提高中老年人的抗
病能力。

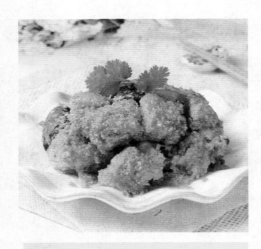

# 粉蒸鸭肉

**材料** 鸭肉350克，蒸肉米粉50克，水发香菇110克，葱花、姜末各少许

**调料** 盐1克，甜面酱30克，五香粉5克，料酒5毫升

**做法：**

①取1个蒸碗，放入鸭肉，加盐、五香粉。

②再加入料酒、甜面酱，倒入香菇、葱花、姜末，拌匀，再倒入蒸肉米粉，拌匀。

③蒸锅上火烧开，放入鸭肉，盖上锅盖，大火蒸30分钟至熟透。

④掀开锅盖，将鸭肉取出，将鸭肉扣在盘中即可。

**功效** 香菇中的香菇多糖能提高辅助性T细胞的活力，增强免疫力。

# 酱鹌鹑蛋

**材料** 去壳熟鹌鹑蛋90克

**调料** 生抽5毫升

**做法：**

①锅中注入适量清水，倒入鹌鹑蛋。

②淋入生抽。

③加盖，用大火煮开后转小火焖30分钟至入味。

④揭盖，将焖好的鹌鹑蛋装入碗中即可。

**功效** 鹌鹑蛋富含卵磷脂和脑磷脂，营养易吸收，适合消化功能较弱的中老年人食用，可补肾暖身。

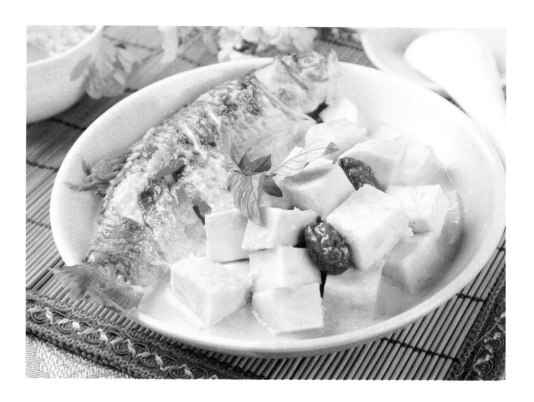

# 香芋焖鱼

功效 鲫鱼富含人体易吸收的蛋白质，尤适宜中老年人食用，具有开胃生津、补气益肾之效。

材料　净鲫鱼300克，芋头180克，椰浆220毫升，姜片、红枣、枸杞各少许

调料　盐、食用油各适量

**做法：**

①将去皮洗净的芋头切小方块，处理好的鲫鱼打上一字花刀，装盘，抹匀盐，腌渍约10分钟，待用。

②用油起锅，放入鲫鱼，煎出香味，翻转鱼身，煎至两面断生，撒上姜片。

③倒入芋头块，拌匀，注入椰浆，大火煮沸，倒入红枣、枸杞，再倒入适量清水，加入盐。

④烧开后转小火焖约10分钟，转大火，至汤汁收浓，关火后盛出菜肴即可。

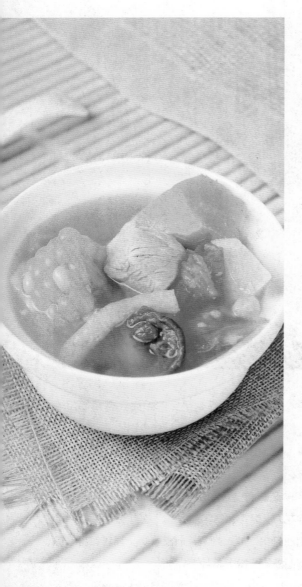

# 南瓜西红柿土豆汤

**材料** 南瓜、瘦肉各200克，去皮土豆150
克，西红柿、玉米各100克，沙参
30克，山楂15克，姜片少许

**调料** 盐2克

**做法：**

①洗净的土豆切滚刀块；洗好的西红柿去
蒂，切小瓣。

②洗净的南瓜切块，洗好的玉米切段，洗净
的瘦肉切块。

③锅中注入适量清水烧开，倒入瘦肉，氽片
刻，关火后捞出，沥干水分，装盘待用。

④砂锅中注水，倒入瘦肉、土豆、南瓜、玉
米、山楂、沙参、姜片，拌匀。

⑤加盖，大火煮开转小火煮3小时至析出有
效成分；揭盖，放入西红柿，搅拌均匀。

⑥加盖，续煮10分钟至西红柿熟；揭盖，
加入盐，搅拌片刻至入味。

⑦关火，盛出煮好的汤，装入碗中即可。

**功效** 此汤荤素搭配，口感丰富，含有多种营养成分，中老年人在冬季经常食用，可补充身体
所需的营养素。

# 香菇猪肉丸汤

**材料**　香菇55克，猪肉丸65克，小白菜50
　　　　克，香菜少许

**调料**　盐、鸡粉各2克

**做法：**

①洗净的小白菜切段；洗净的猪肉丸对半切
开，打上十字花刀；香菇切成小块。

②砂锅注水烧热，放入肉丸、香菇块。

③加盖，用大火煮开后转小火煮5分钟至食
材熟软。

④揭盖，撒上盐、鸡粉，倒入小白菜，拌
匀，稍煮片刻；关火后将煮好的汤盛入碗
中，撒上香菜即可。

**功效**　此汤高蛋白、高膳食纤维、低脂
肪，中老年人食用可补充蛋白质，改善代
谢功能。

# 山药板栗猪蹄汤

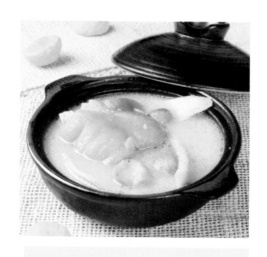

**材料**　猪蹄500克，板栗150克，山药、姜
　　　　片各少许

**调料**　盐3克

**做法：**

①锅中注水烧开，倒入猪蹄，搅拌片刻，去
除血水杂质，将猪蹄捞出，沥干。

②砂锅中注入适量清水，用大火烧热，倒入
猪蹄、山药、板栗、姜片，搅拌片刻。

③盖上锅盖，烧开后转小火煮2小时。

④掀开锅盖，撒去汤面的浮沫，加入盐，搅
匀。

⑤将煮好的猪蹄汤盛出装入碗中即可。

**功效**　猪蹄富含胶原蛋白，常食可延缓人
体衰老，且其含热量高，冬季食用可暖身
抗寒。

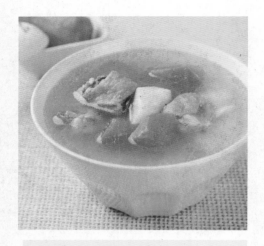

功效 鸡肉性温，在冬季食用有很好的保健作用，可帮助中老年人健脾、祛寒。

# 山药胡萝卜炖鸡块

**材料** 鸡肉块350克，胡萝卜120克，山药 100克，姜片少许

**调料** 盐、鸡粉各2克，胡椒粉、料酒各少许

**做法：**

①洗净去皮的胡萝卜切成滚刀块，洗好去皮的山药切成滚刀块。

②锅中注水烧开，倒入鸡肉块，淋入料酒，汆去血水，撇去浮沫，捞出鸡肉，备用。

③砂锅中注入适量清水烧开，倒入鸡块、姜片、胡萝卜、山药，淋入料酒，拌匀。

④盖上盖，烧开后用小火煮45分钟。

⑤揭盖，加盐、鸡粉、胡椒粉，搅匀即可。

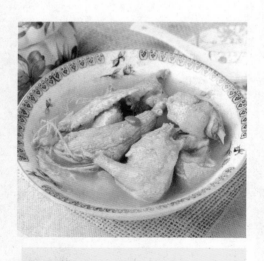

功效 乳鸽的骨内含丰富的软骨素，冬季常食能促进骨质代谢，预防骨质疏松。

# 白参乳鸽汤

**材料** 净乳鸽1只，白参25克，枸杞、姜片各少许

**调料** 盐、鸡粉各2克，胡椒粉少许

**做法：**

①乳鸽斩成块。锅中注水烧开，放入切好的乳鸽，汆约1分30秒，捞出，沥干水分，装入盘中，待用。

②砂锅中注入适量清水烧热，倒入乳鸽、白参，撒上姜片，倒入备好的枸杞，搅散。

③加盖，烧开后转小火煲煮约150分钟。

④揭盖，加盐、鸡粉，拌匀，撒上胡椒粉，煮至汤汁入味；关火后盛出即可。

# 鱼头豆腐汤

**材料** 鱼头350克，豆腐200克，姜片、葱段各少许

**调料** 盐、胡椒粉各2克，鸡粉3克，料酒5毫升，食用油适量

**做法：**

①洗净的豆腐切块。

②用油起锅，放入姜片，爆香。

③倒入鱼头，炒匀，加入料酒，拌匀，注入适量清水，倒入豆腐块。

④大火煮约12分钟至汤汁呈奶白色，加入盐、鸡粉、胡椒粉，拌匀。

⑤放入葱段，拌匀，稍煮片刻至入味即可。

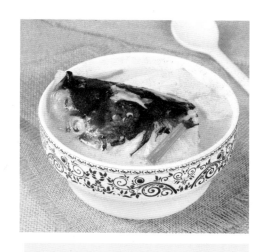

**功效** 这款汤含有丰富的钙、优质蛋白质，有健脑、预防营养不良及骨质疏松的作用。

# 金菊斑鱼汤

**材料** 石斑鱼170克，水发菊花20克，姜片、葱花各少许

**调料** 盐3克，鸡粉2克，水淀粉适量

**做法：**

①洗净的石斑鱼剔除鱼骨，再切段，去除鱼皮，用斜刀切片，鱼肉片装盘，加1克盐，拌匀，加水淀粉，拌匀，腌约10分钟。

②锅中注入适量清水烧热，倒入鱼骨、姜片，中火煮约5分钟，撇去浮沫。

③倒入泡好的菊花，拌匀，大火煮约2分钟，再加入2克盐、鸡粉，倒入鱼肉片，拌匀，煮约1分钟后盛出，撒上葱花即可。

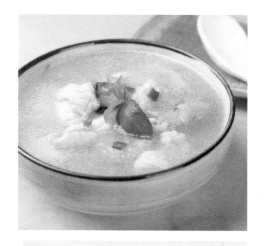

**功效** 石斑鱼是一种低脂肪、高蛋白美味食材，中老年人在冬季食用可健脾益气，改善体质。

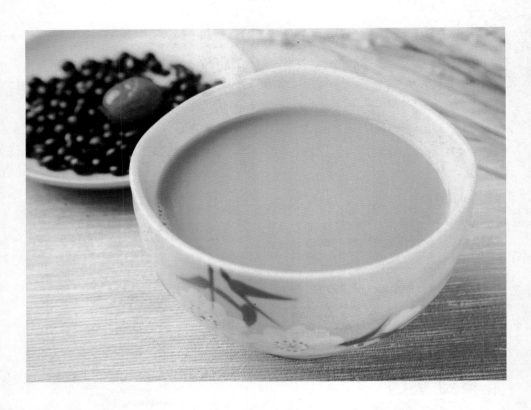

# 红枣黑豆豆浆

**材料**　红枣15克，水发黑豆45克

**做法：**

①洗净的红枣切开，去籽，再切成小块，备用。

②将黑豆用清水搓洗干净，倒入滤网，沥干。

③把洗净的黑豆倒入豆浆机中，放入红枣。

④注入适量清水，至水位线即可。

⑤盖上豆浆机机头，选择"五谷"程序，开始打浆，待豆浆机运转约15分钟，即成豆浆。

⑥将豆浆机断电，取下机头，把豆浆滤入碗中，稍微放凉即可饮用。

**功效**　红枣能益气补血，黑豆可补肾益气，搭配煮成豆浆，营养易吸收，可增强中老年人的体质。

# 冬季多发病
# 与食疗方

## 痛风

痛风是由于嘌呤代谢紊乱导致血尿酸增加而引起组织损伤的疾病。在任何年龄均可发生，但最常见于40岁以上的中老年男性。

### 预防痛风的关键营养素

**【维生素C】**研究表明，维生素C摄入量与血液尿酸水平成反比，维生素C日摄入量达到1500～2000毫克对预防痛风效果更佳。每日多吃富含维生素C的食物，如猕猴桃、草莓、柑橘、西红柿、芹菜、苋菜、芥蓝等，可满足人体对维生素C的需求。

**【维生素E】**维生素E在痛风治疗上扮演着重要角色。维生素E缺乏时，细胞核容易被氧化而受损，形成过多的尿酸。故缺乏维生素E的患者，抗氧化能力下降，血中尿酸水平也会升高，只有补充维生素E，血尿酸水平才可能恢复正常。富含维生素E的食物有植物油、坚果类、绿叶蔬菜、未精制的谷类制品和蛋类。

**【水】**水参与人体的体液循环，除满足机体需要外，会形成尿液将体内多余的物质带出体外。多喝水，摄入量维持在2000毫升/天以上，最好达到3000毫升/天，以保证尿量，促进尿酸的排出，但痛风伴肾功能不全的患者补水应适量。

### 合理膳食，巧降尿酸

**【限制嘌呤摄入量】**正常人嘌呤摄入量每日可达150～200毫克，痛风患者急性期每日摄入量不宜超过100毫克，以免外源性嘌呤的过多摄入。可以用牛奶、鸡蛋作为饮食中主要的优质蛋白质来源。

**【平时以碱性食物为主】**碱性食物是痛风病人的主要食用对象，大部分的蔬菜水果几乎不含有任何嘌呤成分，且其中的碱性成分能促使尿酸盐结晶的溶解，对痛风病人身体恢复有较大的帮助。

**【禁酒】**酒精在体内会代谢为乳酸，进而影响肾脏的排泄功能，同时酒精本身会促进ATP的分解产生尿酸，尤其是啤酒最容易导致痛风发作，应绝对禁止。

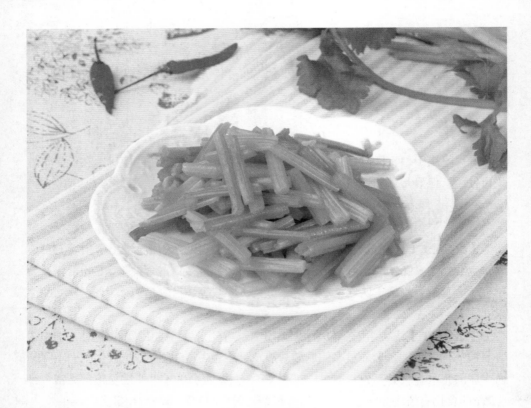

# 素拌芹菜

**材料**　芹菜梗150克

**调料**　鸡粉、盐、白糖各2克，芝麻油适量

**做法：**

①处理好的芹菜梗切成长段，待用。

②备好1个容器，放入芹菜梗，注入温水，加盖。

③备好微波炉，打开炉门，将食材放进去，加热2分钟。

④待时间到打开炉门，将食材取出，将容器里的水沥干，再捞出食材，装入盘中。

⑤加入鸡粉、盐、芝麻油、白糖，拌匀，盛盘即可食用。

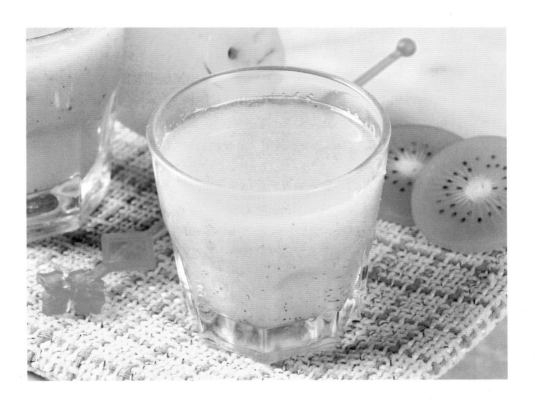

# 猕猴桃雪梨汁

**功效** 猕猴桃号称"维生素C大王"，可补充中老年人日常所需，食之可增强免疫力，减少患痛风的风险。

**材料**　猕猴桃块180克，雪梨块250克

**调料**　白糖2克

**做法：**

①取榨汁机，倒入备好的猕猴桃块、雪梨块。

②加入白糖。

③注入适量清水。

④选择"榨汁"功能，开始榨汁。

⑤榨约30秒，即成果汁。

⑥断电后取下量杯。

⑦将榨好的果汁倒入杯中即可。

## 皮肤瘙痒

老年性皮肤瘙痒是一种无原发性皮损，多由老年人皮脂腺功能减退、皮肤干燥等原因引起。主要表现为剧烈的瘙痒伴抓痕、血痂等，严重影响患者的生活质量。

### 预防皮肤瘙痒的关键营养素

【维生素A】研究表明，身体如果缺乏维生素A，很容易导致皮肤出现瘙痒、脱皮、干燥、粗糙等症状，这也是皮肤瘙痒的主要因素，尤其是老年人身体抵抗力弱的情况下，更应多吃些红枣、鱼肝油等富含维生素A的食物。

【铁】缺锌会导致皮肤瘙痒、发白等症状，一般这种情况多出现在中老年女性身上，患者可以通过饮食改善，如多吃小米、鱼、肉、海带、虾皮等含铁丰富的食物。

【锰】调查显示，锰元素有滋润护理皮肤的功效，缺乏锰元素，皮肤就会变得干燥、瘙痒，患者应多吃粗粮、豆类、菌类食物补充锰元素。

【锌】锌能够使皮肤保持健康状态，缺锌会使皮肤出现瘙痒、伤口愈合慢的现象，而老年人最为明显，所以老年人平时要多吃海鲜、瘦肉、豆类等含锌丰富的食物。

【维生素$B_2$和维生素$B_6$】B族维生素对调节人体的新陈代谢功能至关重要，尤其是缺乏维生素$B_2$和维生素$B_6$会使体内的新陈代谢产生障碍，影响细胞功能，易引发皮炎、痤疮等皮肤问题。含维生素$B_6$的食物有麦麸、土豆、香蕉等；含维生素$B_2$的食物有黄豆、酵母、香菇等。

### 合理膳食，巧防皮肤瘙痒

【多食用清热解毒的食物】中医认为皮肤瘙痒多因外邪侵袭皮肤所致，多与"热"有关，故适宜进食清热凉血的食材，如绿豆、黄瓜、苦瓜、海带等。

【少吃高脂肪食物】这是因为高脂肪食物会增加皮肤上油脂的负担，特别是皮肤表面的毛孔易发生堵塞的现象。

【糖类食物也要少吃】糖分摄入过高会使血糖升高，过多的糖会增加皮肤上细菌的繁殖，刺激皮肤，造成皮肤瘙痒，中老年糖尿病患者尤其应注意控糖。

# 芦笋萝卜冬菇汤

**材料** 去皮白萝卜90克，去皮胡萝卜70克，水发冬菇75克，芦笋85克，排骨200克

**调料** 盐、鸡粉各2克

**做法：**

①洗净的白萝卜切滚刀块，洗净的胡萝卜切滚刀块。

②洗净的芦笋切成段；洗好的冬菇去柄，切成块。

③沸水锅中倒入洗净的排骨，余一会儿至去除血水和脏污，捞出，沥干，装盘待用。

④砂锅注水，倒入余好的排骨，放入白萝卜块，加入胡萝卜块，倒入冬菇块，拌匀。

⑤加盖，用大火煮开后转小火续煮1小时至食材熟软。

⑥揭盖，倒入切好的芦笋，搅匀；加盖，续煮30分钟至食材熟透。

⑦揭盖，加入盐、鸡粉，搅匀调味；关火后盛出煮好的汤，装碗即可。

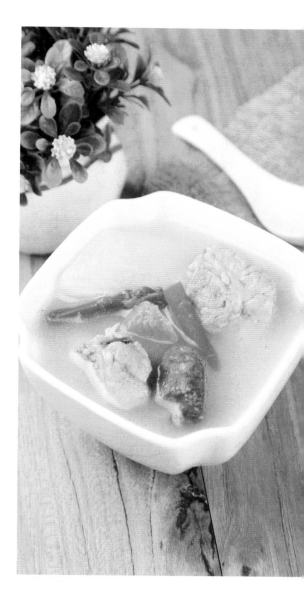

**功效** 白萝卜、胡萝卜含水分多，加排骨炖汤，可补充身体所需的营养及水分，预防干燥导致的皮肤瘙痒。

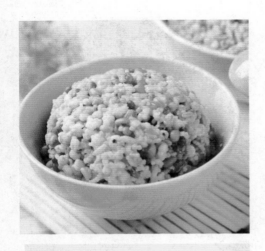

功效 本品含膳食纤维、维生素E及多种矿物质，老年人常食可增强体质，改善皮肤血液循环。

# 大麦杂粮饭

**材料** 水发大麦100克，水发薏米、水发红豆、水发绿豆、水发小米、水发燕麦各50克

**做法：**

①取1个碗，倒入绿豆、燕麦、大麦，加入薏米、红豆、小米，拌匀，注入清水。

②蒸锅中注入适量清水，大火烧开，放上杂粮饭。

③加盖，大火蒸1小时至食材熟透。

④揭盖，关火后取出蒸好的杂粮饭，待凉即可食用。

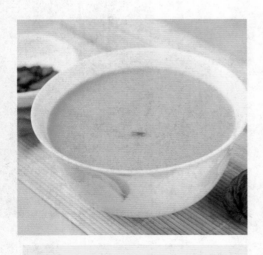

功效 核桃仁含有不饱和脂肪酸、维生素E，有润肺补肾、滋养皮肤的功能，尤适宜老年人食用。

# 核桃黑芝麻枸杞豆浆

**材料** 枸杞、核桃仁、黑芝麻各15克，水发黄豆50克

**做法：**

①把洗好的枸杞、黑芝麻、核桃仁、黄豆倒入豆浆机中，注入适量清水至水位线即可。

②盖上豆浆机机头，开始打浆。

③待豆浆机运转约15分钟，即成豆浆。

④将豆浆机断电，取下机头，把煮好的豆浆倒入滤网，滤取豆浆，倒入碗中，用汤匙撇去浮沫即可。

## 干眼症

有一半以上的中年人患有视疲劳，它是不可逆的，而长时间的视疲劳会导致干眼症。如果干眼症不及时治疗，易损伤角膜，导致严重的眼病。

### 预防干眼症的关键营养素

【维生素A】维生素A是维持人体上皮组织正常代谢的主要营养素，能维持眼角膜正常，并有增强在暗光中视物能力的作用。维生素A主要存在于动物性食品，如蛋、鱼肝油等。

【叶黄素】叶黄素是存在于眼睛组织的重要元素，具有强氧化性，能促进眼睛的微循环，可以显著延长泪膜破裂时间，提高视持久度，改善干眼症状。叶黄素是维生素A的前体，在体内可以转化为维生素A，主要含在莴苣叶、韭菜、豌豆苗、南瓜、苋菜、紫菜等中。

【钙】钙是骨骼的主要构成成分，也是巩膜的主要构成成分。钙的含量较高对增强巩膜的坚韧性起主要作用。食物中牛骨、猪骨、羊骨等动物骨骼含钙丰富，且易被人体吸收。其他如乳类、豆类、虾皮、鸡蛋、花生、红枣等含钙量也较多。

【花青素】花青素可以促进眼睛视紫质的生成，稳定眼部的微血管，并增强微血管的循环，能预防干眼症。此外，花青素还是一种强抗氧化剂，可以减少自由基对眼睛的伤害，有助预防白内障。富含花青素的食物有蓝莓、黑莓、樱桃、茄子、红石榴、紫米等。

【DHA】眼球中的视网膜和视神经含有丰富的DHA，然而，我们人体无法自行合成这种脂肪酸。适当补充DHA会让视觉更敏锐，让视力更清晰。此外，DHA也是脑部神经元的重要组成成分。富含DHA的食物有深海鱼，素食者可吃亚麻籽、紫苏籽或藻类。

### 合理膳食，巧防干眼症

【多食用清肝明目的食物】清肝明目的食物，如枸杞、决明子、绿茶等，可缓解视疲劳、改善眼睛干涩的症状。

【补充优质蛋白质】巩膜作为眼球的坚韧外壳，含有多种必需氨基酸，有一定的坚韧性，但在眼轴前后径部位较弱。动物性食物不仅富含蛋白质，而且含有人体必需氨基酸。

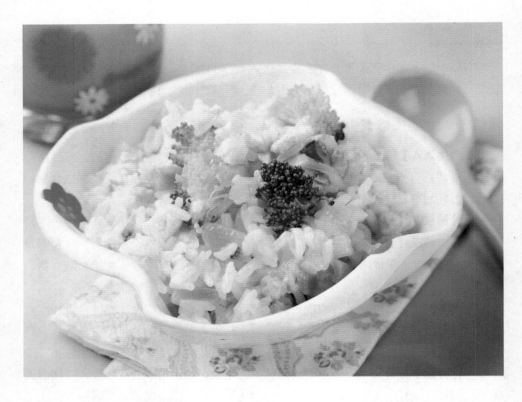

# 洋葱三文鱼炖饭

**材料** 水发大米100克，三文鱼70克，西蓝花95克，洋葱40克

**调料** 料酒4毫升，食用油适量

**做法：**

①洗好的洋葱切小块，洗净的三文鱼肉切丁。

②洗好的西蓝花切成小朵，备用。

③砂锅置于火上，淋入少许食用油烧热，倒入洋葱，炒匀，放入三文鱼，翻炒片刻。

④淋入料酒，注入清水，大火煮沸，放入大米，搅匀，烧开后用小火煮约20分钟。

⑤倒入西蓝花，拌匀，小火再煮约10分钟即可。

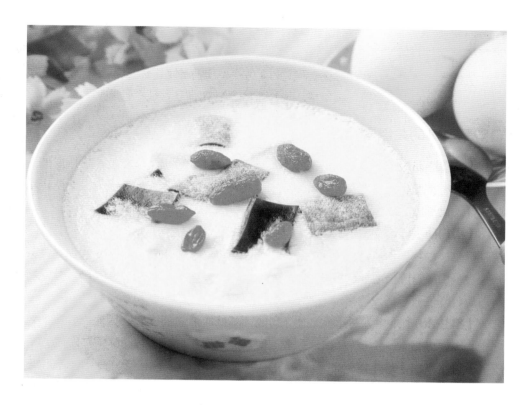

# 木耳枸杞蒸蛋

**功效** 鸡蛋含有蛋白质、卵磷脂、DNA、钙等对保护视力有益的成分，中老年人可经常食用。

**材料** 鸡蛋2个，木耳1朵，水发枸杞少许

**调料** 盐2克

**做法：**

①洗净的木耳切粗条，改切成块。

②取1个碗，打入鸡蛋，加入盐，搅散。

③倒入适量温水，加入木耳，拌匀。

④蒸锅注入适量清水烧开，放上碗。

⑤加盖，中火蒸10分钟至熟。

⑥揭盖，关火后取出蒸好的鸡蛋，放上枸杞即可。

## 冠心病

冠心病，全称为冠状动脉粥样硬化性心脏病，是一种由冠状动脉粥样硬化或狭窄、阻塞引起的心肌缺血、缺氧或心肌坏死的心脏病，亦称缺血性心脏病。

### 预防冠心病的关键营养素

【必需脂肪酸】人体每天必须从食物中获得的不饱和脂肪酸称为必需脂肪酸，是合成具有重要生理活性物质的原料，可降低血清胆固醇浓度和抑制血凝，防止动脉粥样硬化形成。

【蛋白质】供给动物蛋白质越多，动脉粥样硬化形成所需要的时间越短，且病变越严重。动物蛋白质升高血胆固醇的作用比植物蛋白质明显。植物蛋白质，尤其是大豆蛋白质有降低血胆固醇和预防动脉粥样硬化的作用，用植物蛋白质替代动物蛋白质可降低冠心病发病率。

【维生素C】维生素C可增加血管韧性，降低血清总胆固醇，因胆固醇代谢过程中均需要维生素C参与，如缺乏则胆固醇在血中堆积，而引起动脉粥样硬化。

【维生素$B_1$】维生素$B_1$缺乏可使心肌代谢障碍，严重时可导致心力衰竭，出现心脏病的临床征候。维生素$B_1$供给要充足，热量越多，糖类和蛋白质比例越高，则需要量越大。

### 合理膳食，巧防动脉硬化

【控制总热量摄入】肥胖是导致冠心病的一大因素，饮食摄入过多则热量就越多，热量在体内堆积，转化为脂肪，从而使人肥胖。

【坚持"三低饮食"】低饱和脂肪酸、低糖、低钠饮食是预防冠心病的关键，血脂异常是引起冠心病发病的主要原因，高血糖可以加速动脉硬化而引起冠心病，高钠饮食则会增加心血管压力。

【宜饮淡茶，忌喝浓茶】茶叶中含有茶碱、维生素C等，能减少肠道吸收脂肪，有助于消化；其中的不饱和脂肪酸还能降低胆固醇，因此冠心病患者适宜饮淡茶。而浓茶中咖啡因含量多，可兴奋大脑，影响睡眠，对冠心病的护理不利。

# 酸枣仁芹菜蒸鸡蛋

**材料** 鸡蛋2个，芹菜40克，酸枣仁粉少许

**调料** 盐、鸡粉各2克

**做法：**

①洗好的芹菜切成碎末，备用。

②鸡蛋打入碗中，加盐、鸡粉，搅拌均匀。

③倒入酸枣仁粉，拌匀，放芹菜末，搅散，注入适量清水，拌匀，制成蛋液，待用。

④取1个干净的蒸碗，倒入蛋液，备用。

⑤蒸锅上火烧开，放入蒸碗，盖上盖，用中火蒸约8分钟；揭开盖，取出蒸碗即可。

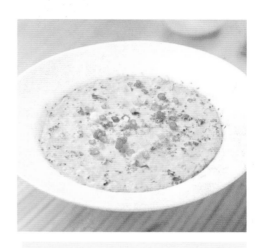

**功效** 芹菜富含膳食纤维，经常食用有改善代谢、瘦身的作用，还能预防肥胖导致的冠心病。

# 鲜鱼麦片粥

**材料** 燕麦片170克，芹菜碎60克，鲜鱼肉90克，姜丝少许

**调料** 盐2克

**做法：**

①锅中注入适量清水，大火烧开。

②倒入备好的燕麦片，搅拌匀，用大火煮2分钟。

③再倒入鲜鱼肉、姜丝，拌匀，略煮片刻。

④倒入备好的芹菜碎，搅拌匀。

⑤加入盐，搅匀，将煮好的粥盛出装入碗中即可。

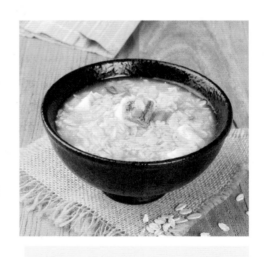

**功效** 燕麦片含有B族维生素、钙、磷等营养成分，可改善心肌代谢障碍，有效预防冠心病。

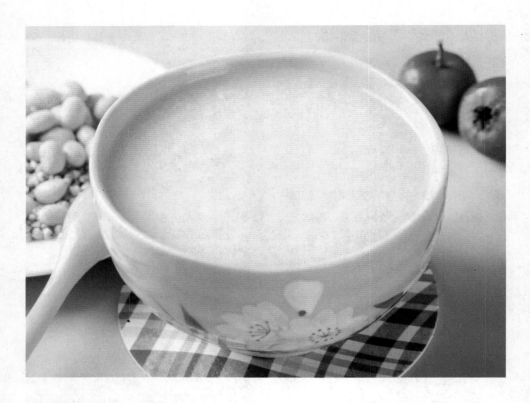

# 荞麦山楂豆浆

功效 荞麦能降低血脂和胆固醇，软化血管，保护心脑血管，中老年人冬季食用可增强抗病能力。

**材料** 水发黄豆60克，荞麦10克，鲜山楂30克

**做法：**

①洗净的山楂切开，去核，再切成块，备用。

②将已浸泡8小时的黄豆、荞麦倒入碗中，注入适量清水，用手搓洗干净，倒入滤网，沥干。

③将山楂、黄豆、荞麦倒入豆浆机，注入适量清水，至水位线即可。

④盖上豆浆机机头，选择"五谷"程序，再选择"开始"键，开始打浆，待豆浆机运转约15分钟，即成豆浆。

⑤将豆浆机断电，取下机头，把煮好的豆浆倒入滤网，滤取豆浆，将滤好的豆浆倒入杯中即可。

## 老年性肺炎

肺炎是指终末气道、肺泡和肺间质的炎症，老年性肺炎指的是65岁以上老年人所患的肺炎。老年性肺炎常缺乏明显呼吸系统症状，症状多不典型，病情进展快，易发生漏诊、错诊。

### 预防老年性肺炎的关键营养素

【维生素A】维生素A可修复因肺炎所侵犯的呼吸道黏膜上皮，以抵御病原微生物侵袭，对保持气管膜的健康非常重要。富含维生素A的食物有鱼肝油、胡萝卜、奶类和西红柿等。

【维生素C】维生素C能增加肺炎的抗体生成，增强病变组织修复能力，调节炎症因子的生成和释放，减轻炎性反应。各类水果和蔬菜都含有维生素C。

【维生素E】维生素E是细胞呼吸的必须促进因子，可保护肺组织免受空气污染，提高机体免疫力。富含维生素E的食物有玉米、花生、果仁、麦芽、黄豆以及天然蜂蜜等。

【膳食纤维】膳食纤维能改善肠道功能，维护肠黏膜屏障，恢复肠道微生态系统的平衡，抑制致病菌的生长，降低因肠源性感染发生肺炎的概率。此类食物有粗茎大叶类蔬菜如芥菜、白菜、菠菜、菜心、芹菜以及各类水果等。

### 合理膳食，巧防肺炎

【尽量多饮水，吃易消化的食物】这样有利于湿化痰液，及时排痰。

【宜进食富含优质蛋白质的食物】肺炎常伴有高热，机体消耗大，故应提供高能量，进食高蛋白食物，如蛋类、黄豆及其制品等。

【重度肺纤维化病人可予软食或半流食】这样既可减轻呼吸急迫所引起的咀嚼和吞咽困难，又利于消化吸收，防止食物反流。

【少吃辛辣、煎炸等刺激性油腻食品】平时饮食以清淡为宜，尤其对于肥胖患者，脂肪供应量宜低。吃肉以瘦肉为宜，辛辣、煎炸等食品易生痰，导致热助邪盛，邪热郁内而不达，久之则加重病情。

【忌烟酒、忌过咸食物】肺纤维化患者多数伴有气道高反应，烟、酒和过咸食物的刺激易引发支气管的反应，加重病症。

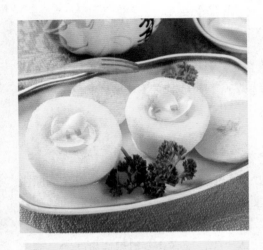

## 润肺百合蒸雪梨

**材料**　雪梨2个，鲜百合30克
**调料**　蜂蜜适量
**做法：**
①将洗净去皮的雪梨从1/4处切开，掏空果核，制成雪梨盅。
②装在蒸盘中，填入洗净的鲜百合，淋上蜂蜜，待用。
③备好电蒸锅，待水烧开后放入装有食材的蒸盘。
④加上盖，蒸约15分钟，至全部熟透。
⑤断电后揭盖，取出蒸盘，稍微冷却后即可食用。

功效　百合搭配雪梨，口感甘凉清润，可清肺润燥，老年人常食可预防肺炎。

## 杏仁雪梨炖瘦肉

**材料**　雪梨肉块150克，瘦肉块60克，杏仁20克，姜片适量
**调料**　盐、鸡粉各1克
**做法：**
①锅中注水烧开，倒入瘦肉，汆去血水，捞出，待用。
②取1个空碗，倒入瘦肉、雪梨块、杏仁、姜片，加适量清水，加盐、鸡粉，拌匀。
③取出电蒸锅，向不锈钢内胆中倒入清水至90厘米水位线，放上笼屉，放上装有食材的碗，加盖，将定时器旋钮旋至"炖"位置，进入蒸炖模式，炖煮90分钟即可。

功效　雪梨和杏仁均有润肺的效果，可润肺止咳，老年人常食有利于肺部健康。

## 肾病

肾病，通常指慢性肾病，指各种原因引起的慢性肾脏结构和功能障碍（肾脏损害病史大于3个月）。肾病如未能及时有效救治，导致病情恶化进展，最终形成尿毒症。

### 预防肾病的关键营养素

**【泛酸】** 泛酸对维持肾脏正常功能有重要作用，尤其是维持肾上腺的正常功能。补充泛酸可饮用牛奶、豆浆，还可多食用未精制的谷类制品、绿叶蔬菜、酵母、鸡肉等食物。

**【镁】** 肾病会抑制重吸收或扩张容量，使尿中镁过滤量增加，镁到达远端小管的量增加，而在远端小管，由于醛固酮对镁的运转重吸收无作用，故使尿镁增多，体内镁离子减少，需补充相应的镁。另外，镁可以防止钙沉淀在组织和血管壁中，避免产生肾结石、胆结石。

**【维生素D】** 维生素D是调节骨矿物质代谢的重要物质，慢性肾脏病患者由于肾脏结构和功能被破坏，普遍存在维生素D缺乏，维生素D的不足会进一步加重肾病，故应及时补充。

### 合理膳食，巧防肾病

**【提倡优质低蛋白饮食】** 优质低蛋白质饮食能延缓慢性肾脏病的进展，无论慢性肾脏病轻重与否，低蛋白质饮食都能减轻蛋白尿，减慢肾小球滤过率的下降速度，缓解临床症状，降低慢性肾脏病发展为终末期肾脏病的速度或死亡危险。

**【减少食盐的摄入】** 在我们食用的食盐、味精、酱油和各种调味品中，均含有丰富的钠。钠盐摄入过多，会使血压升高，肾功能损害加重，并加速慢性肾脏病的进展。含盐多的食物如咸菜、咸蛋、腌制食品等，也应慎食。

**【适当摄入水分】** 当出现水肿和尿量减少时，还应注意限制水分的摄入。体内水分过多，会导致血压升高、水肿，加重心脏和肺部的负担，造成心力衰竭。

**【控制胆固醇的摄入】** 过多摄入胆固醇，不但会加速慢性肾脏病的进展，还会增加心脑血管疾病的发生风险。在日常生活中，我们应多选用鱼肉、鸡肉，少吃畜肉，尽量去除可见油脂。

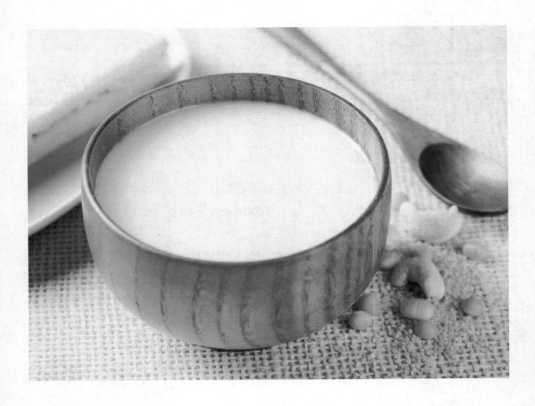

# 腰果小米豆浆

材料　水发黄豆60克，小米35克，腰果20克

做法：

①将已浸泡8小时的黄豆倒入碗中，放入小米。

②加入适量清水，用手搓洗干净，滤干水分。

③洗好的材料倒入豆浆机中，放入腰果，注入适量清水。

④盖上豆浆机机头，启动豆浆机，开始打浆。

⑤待豆浆机运转约20分钟，即成豆浆。

⑥将豆浆机断电，取下机头，把煮好的豆浆滤入碗中，撇去浮沫即可。

# 黄精山药鸡汤

**材料**　鸡腿800克，去皮山药150克，红
　　　枣、黄精各少许
**调料**　盐、鸡粉各1克，料酒10毫升
**做法：**

①洗净的山药切滚刀块。

②沸水锅中倒入洗净切好的鸡腿，加入5毫
升料酒，汆去血水。

③捞出汆好的鸡腿，装盘待用。

④另起砂锅注入适量清水，倒入红枣、黄
精、汆好的鸡腿。

⑤加入5毫升料酒，拌匀，加盖，用大火煮
开后转小火煮30分钟至食材七八成熟。

⑥揭盖，倒入切好的山药，拌匀；加盖，煮
20分钟至食材有效成分析出。

⑦揭盖，加入盐、鸡粉，搅拌均匀，关火后
盛出煮好的汤，装入备好的碗中即可。

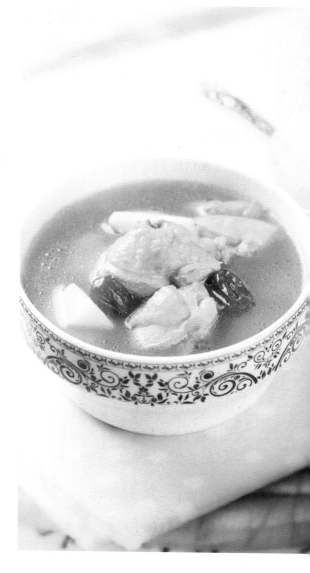

**功效** 鸡腿中富含蛋白质，可增强人体的免疫力，对中老年人肾病的防治有益；冬季食用，有
滋补暖身之效。

## 脑卒中

脑卒中，中医称"中风"，是以脑部缺血或出血性损伤为主的疾病，又称脑血管意外。脑卒中的特点是发病率高、死亡率高、致残率高、复发率高、并发症多，即"四高一多"。

### 预防脑卒中的关键营养素

【蛋白质】蛋白质摄入量不足或质量欠佳，会使血管脆性增加，易引起颅内微动脉瘤破裂出血。研究显示多吃富含硫氨酸、赖氨酸、葡氨酸、牛磺酸的食物，如鱼类和鸡鸭肉、兔肉等，不仅对维持正常血管弹性及改善脑血流有益，还能促进钠盐的排泄，预防脑卒中。

【镁】常吃富含镁的食物的人群，其脑卒中发病率大大降低。因为镁可以防止细胞膜上的钙流入细胞内，而维持细胞内矿物质的平衡，故能保护大脑不致受到损害。富含镁的食物有小米、豆类、蘑菇、西红柿、海带、紫菜、苹果、阳桃、花生、核桃仁、芝麻酱等。

【类黄酮和番茄红素】类黄酮与番茄红素能捕捉氧自由基，阻遏低密度脂蛋白氧化，对防止血管狭窄和血凝块堵塞脑血管有积极作用。日常饮食中富含类黄酮与番茄红素的有洋葱、香菜、胡萝卜、南瓜、草莓、苹果、红葡萄、西红柿、西瓜、柿子、甜杏、辣椒等。

【维生素C】维生素C可降低胆固醇，增强血管的致密性，防止出血。富含维生素C的食物有猕猴桃、草莓、橘子、柠檬、花菜、青椒、西红柿等。

### 合理膳食，巧防脑卒中

【每天喝1杯牛奶】牛奶含有一种名为"吡咯并喹啉苯醌"的营养物质，可保护脑神经，每天喝1杯牛奶对防治脑卒中大有益处。

【限制食盐的摄入】采用限盐饮食，脑卒中病人每日食盐量控制在6克以下为宜，因食盐中含有大量的钠离子，人体摄入过多，可增加血容量和心脏负担，并能增加血液黏稠度，从而升高血压，对脑卒中病人不利。

【限制动物脂肪】动物脂肪如猪油、牛油及动物肝脏、肥肉等，其所含的饱和脂肪酸可使血中胆固醇浓度明显升高，促进动脉硬化，增加脑卒中风险。

# 金针菇蔬菜汤

**材料**　金针菇30克，香菇10克，上海青20
　　　克，胡萝卜50克，清鸡汤300毫升

**调料**　盐2克，鸡粉3克，胡椒粉适量

**做法：**

①洗净的上海青切成小瓣，洗好去皮的胡萝
卜切片，洗净的金针菇切去根部，备用。

②砂锅中注入适量清水，倒入鸡汤，盖上
盖，用大火煮至沸。

③揭盖，倒入金针菇、香菇、胡萝卜，搅拌
均匀。

④盖上盖，用小火续煮10分钟至全部食材
熟透。

⑤揭盖，加入上海青，加入盐、鸡粉、胡椒
粉，拌匀。

⑥关火后盛出煮好的汤，装入备好的碗中即
可。

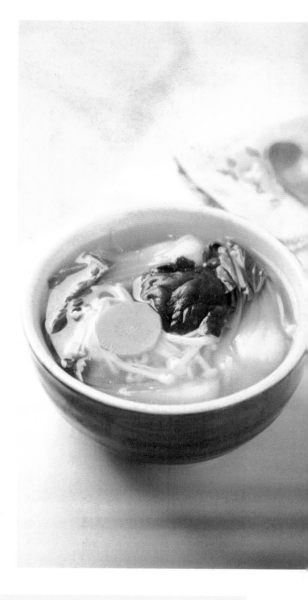

**功效**　金针菇含有大量的镁元素，能维持细胞内矿物质的平衡，从而预防脑卒中的发生。

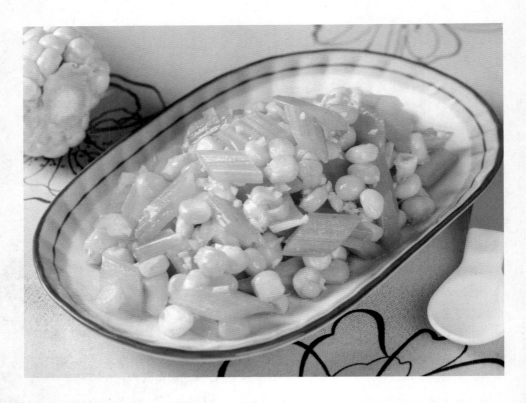

# 橄榄油拌西芹玉米

**功效** 西芹中含有的钾可促进人体钠盐的排泄，中老年人适量食用，对预防脑卒中有一定的作用。

**材料** 西芹90克，鲜玉米粒80克，蒜末少许

**调料** 盐3克，橄榄油10毫升，陈醋8毫升，白糖3克，食用油少许

**做法：**

①洗净的西芹划成两半，用斜刀切段，备用。

②锅中注入适量清水烧开，加入1克盐、食用油。

③倒入西芹，煮约半分钟，放入洗净的玉米粒，拌匀，焯约半分钟，至食材断生。

④捞出食材，沥干水分，装入碗中，撒上蒜末。

⑤加2克盐、白糖、橄榄油、陈醋，拌至糖分溶化。

⑥将拌好的食材装入盘中即可。